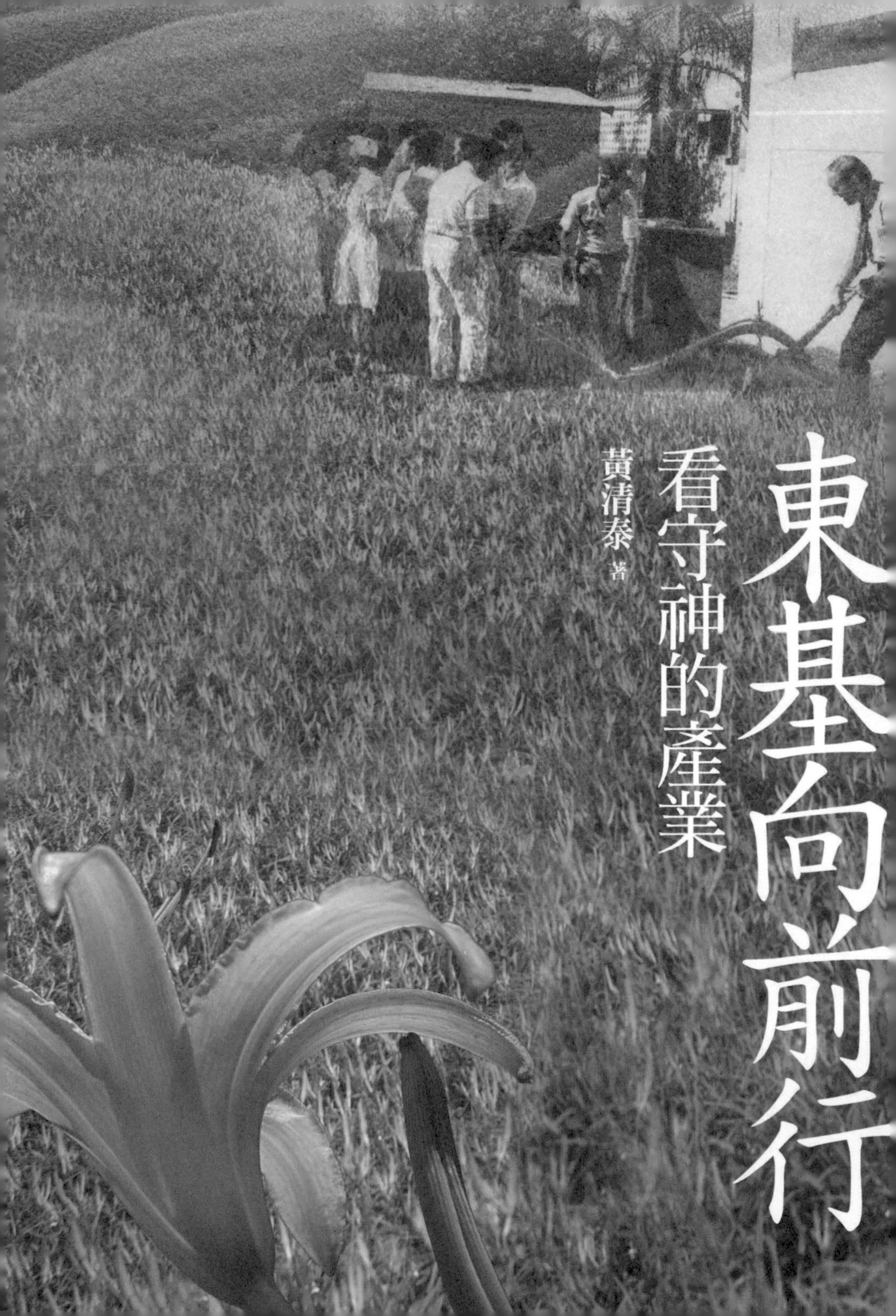

東基向前行

看守神的產業

黃清泰 著

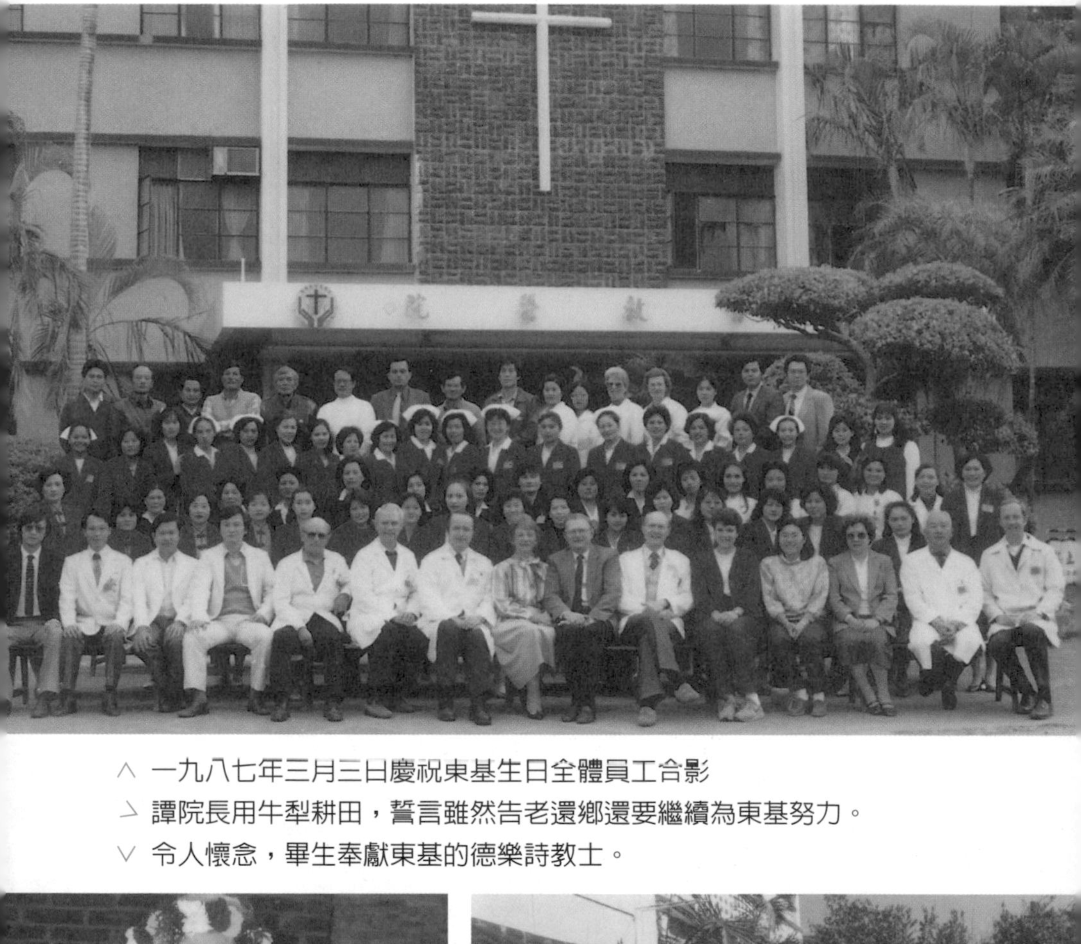

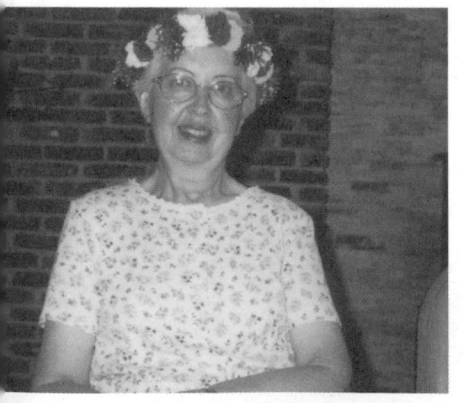

∧ 一九八七年三月三日慶祝東基生日全體員工合影

↘ 譚院長用牛犁耕田，誓言雖然告老還鄉還要繼續為東基努力。

∨ 令人懷念，畢生奉獻東基的德樂詩教士。

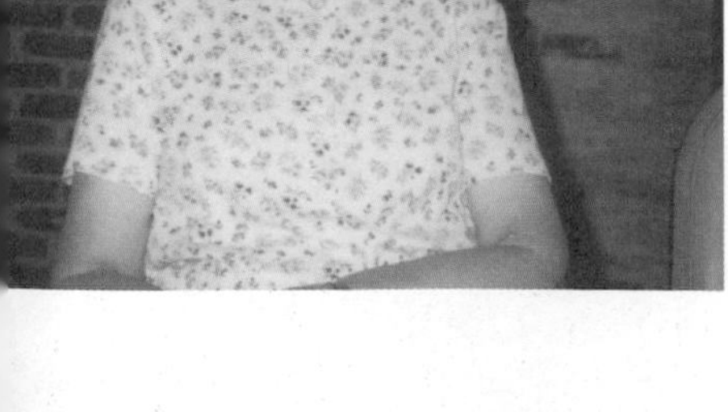

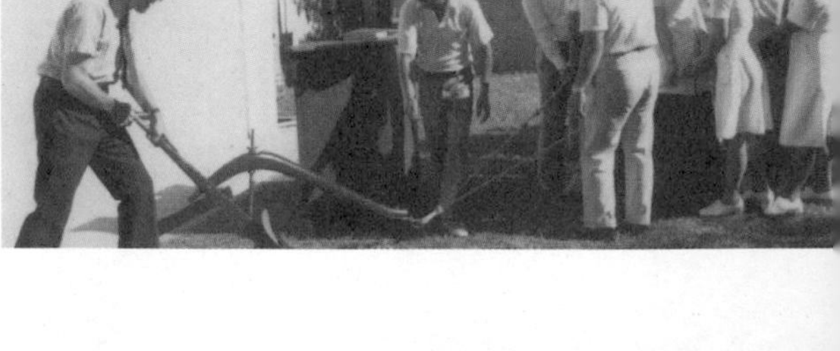

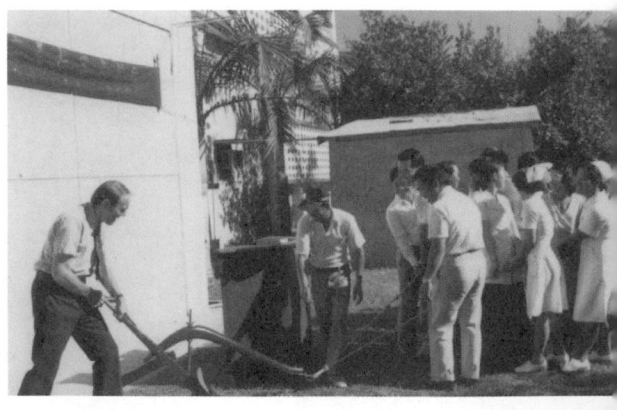

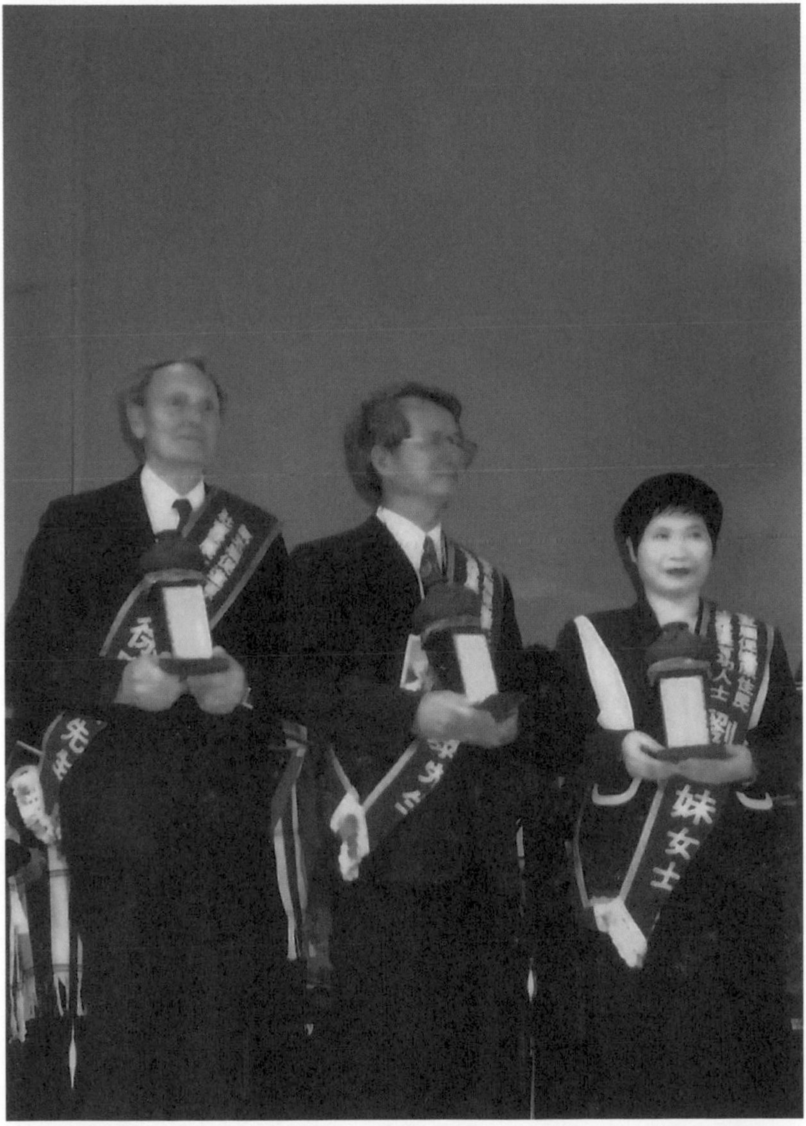

筆者接受第五屆全國原住民社會發展有功個人獎，左一為挪威籍徐賓諾宣教師。

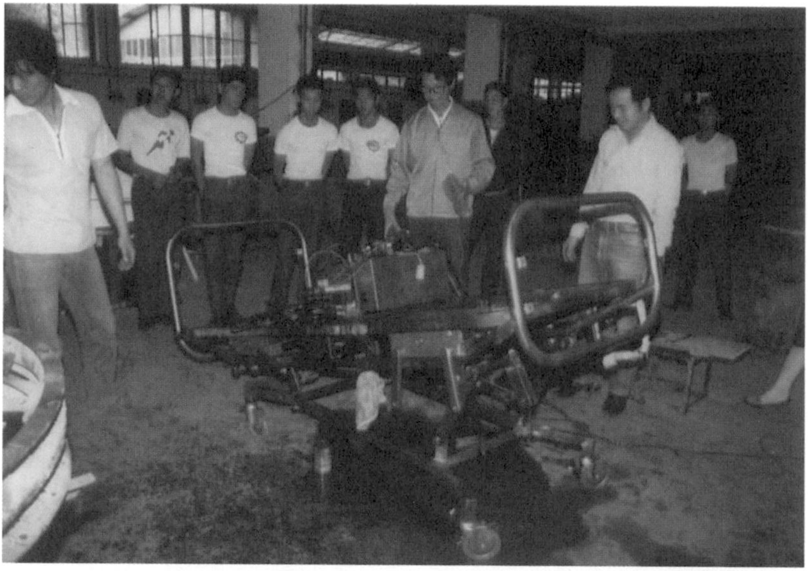

筆者與公東高工機工科師生所研發的「三節六個動作」油壓病床

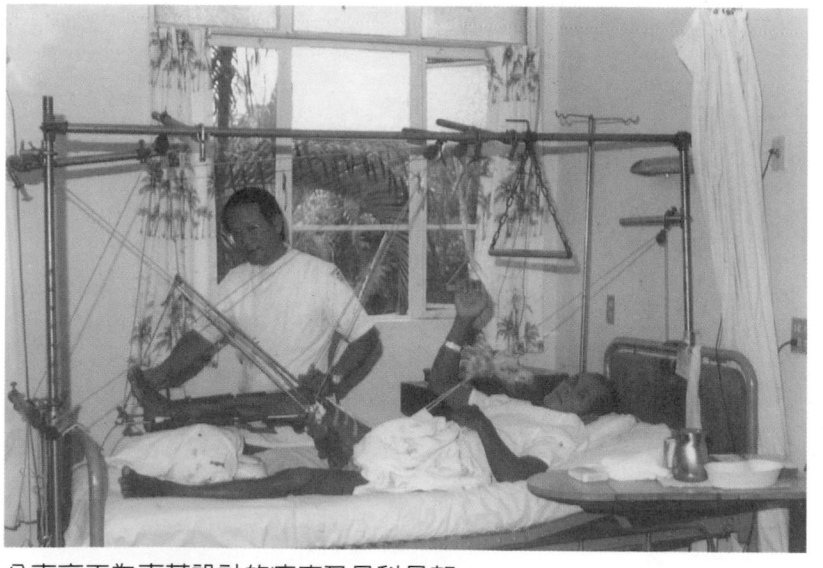

公東高工為東基設計的病床及骨科吊架

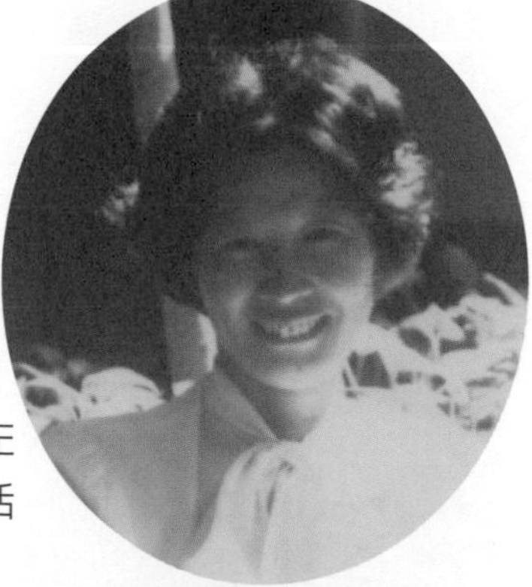

> 手臂康復滿懷感謝的簡蘭蕙女士

∨ 康復後的簡偕得牧師（上圖左一，下圖右一），上帝讓他多活了廿年。

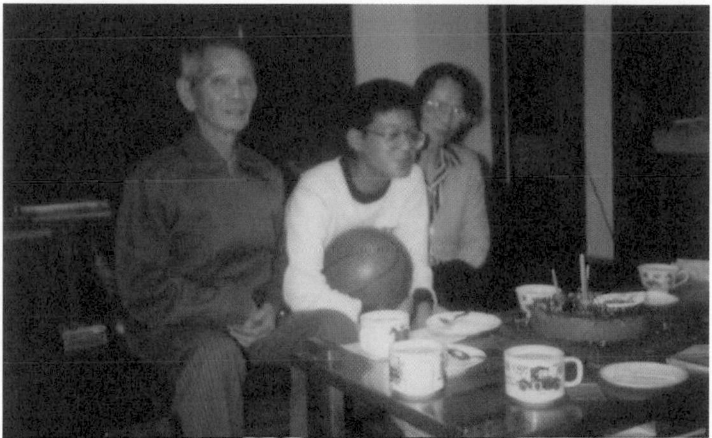

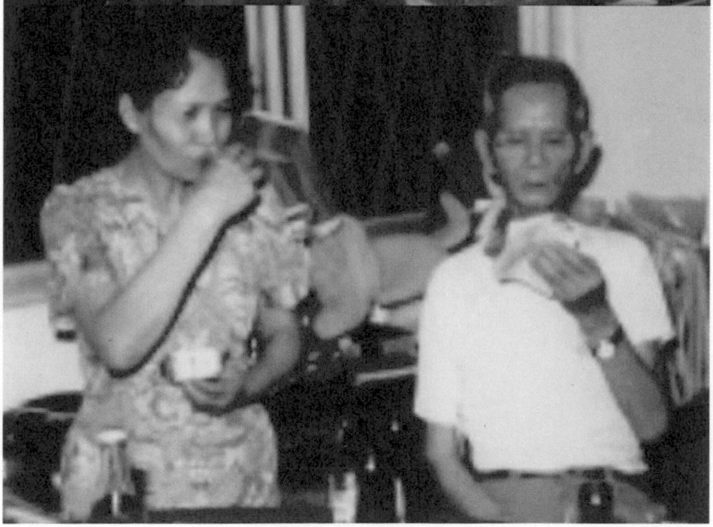

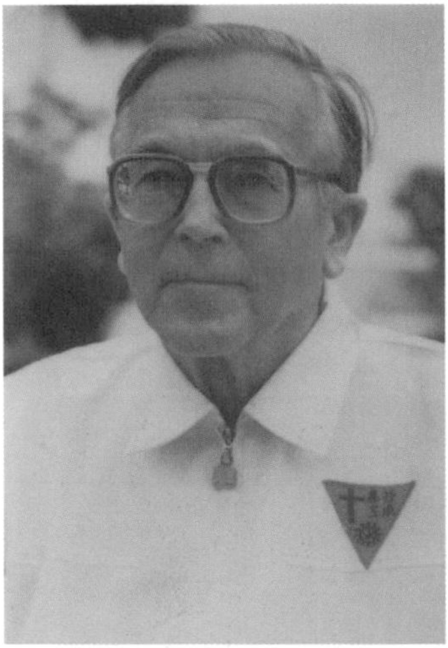

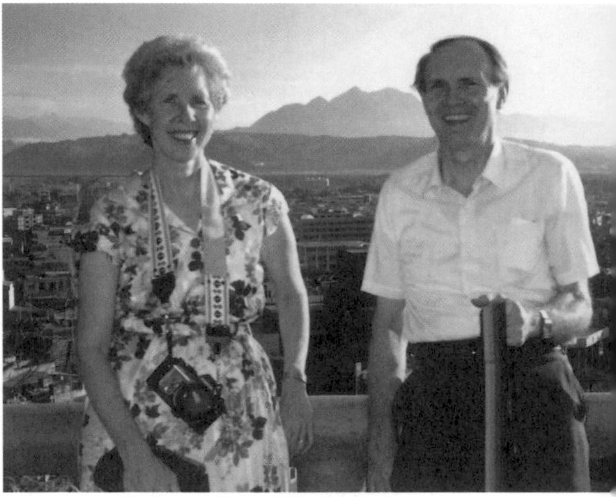

∧ 公東高工創辦人錫質平神父
ㄱ 即將功成身退的譚院長夫婦
∨ 筆者接受愛孫女獻花

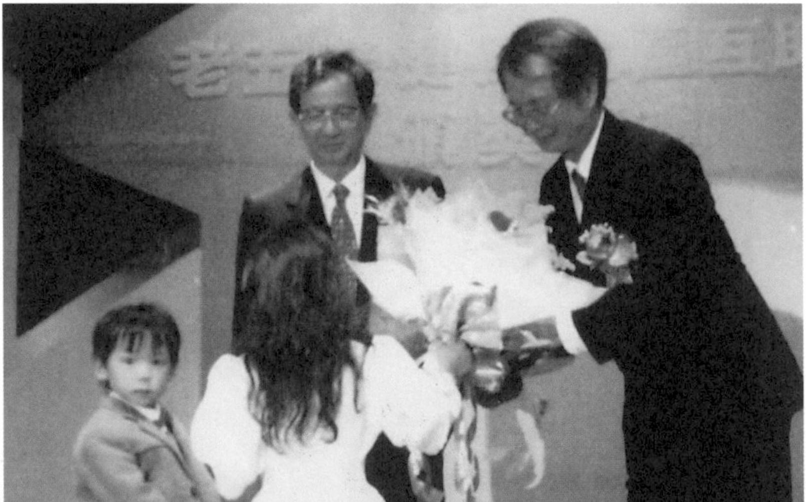

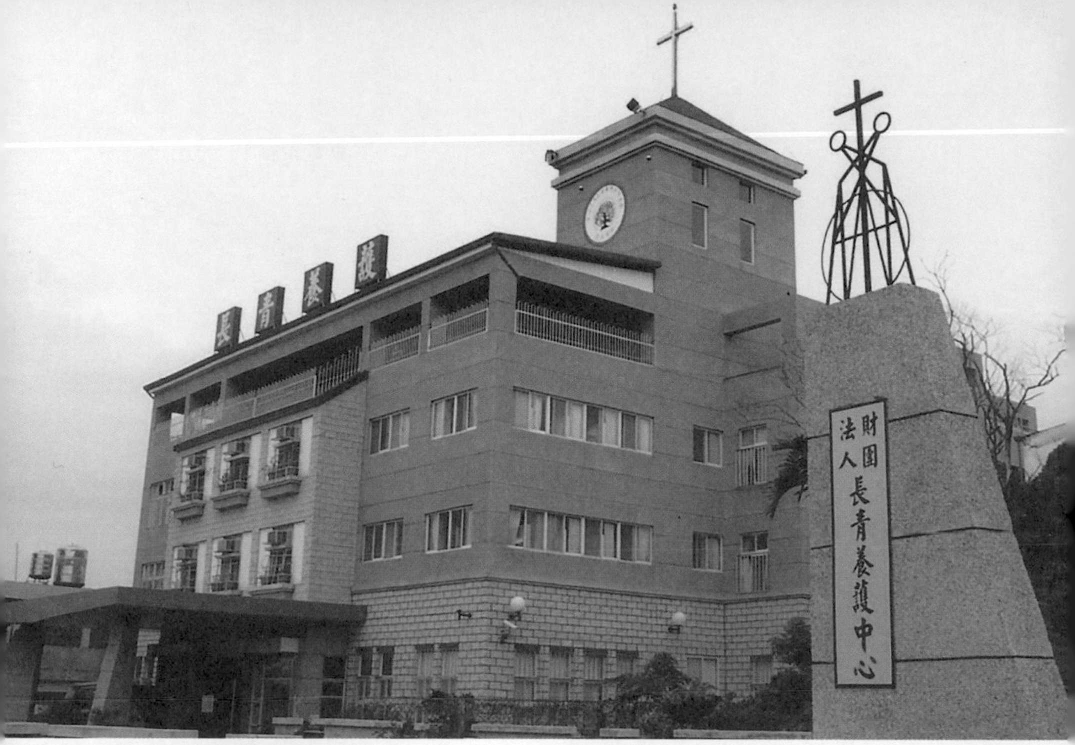

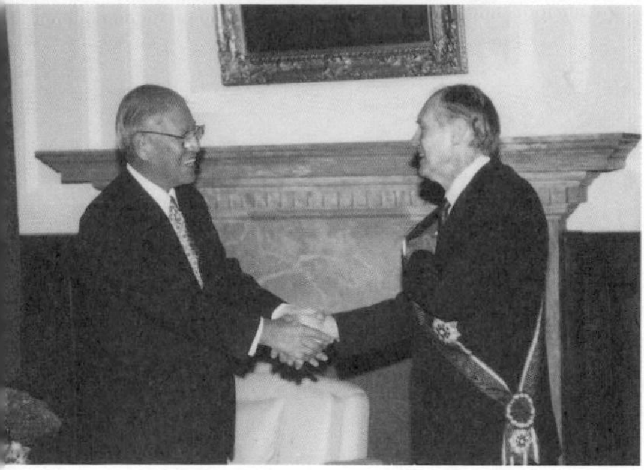

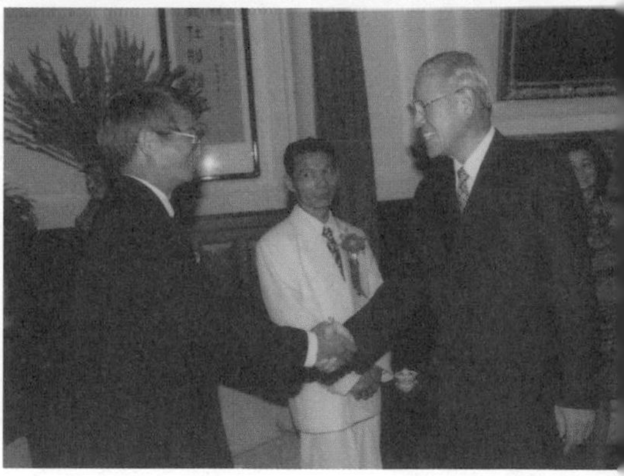

⩓ 筆者籌設的老人養護中心

∧ 譚院長接受李總統登輝頒授勳章

↱ 老「五」老基金會舉辦第一屆全國健康社區老人服務貢獻獎，筆者獲李總統召見。

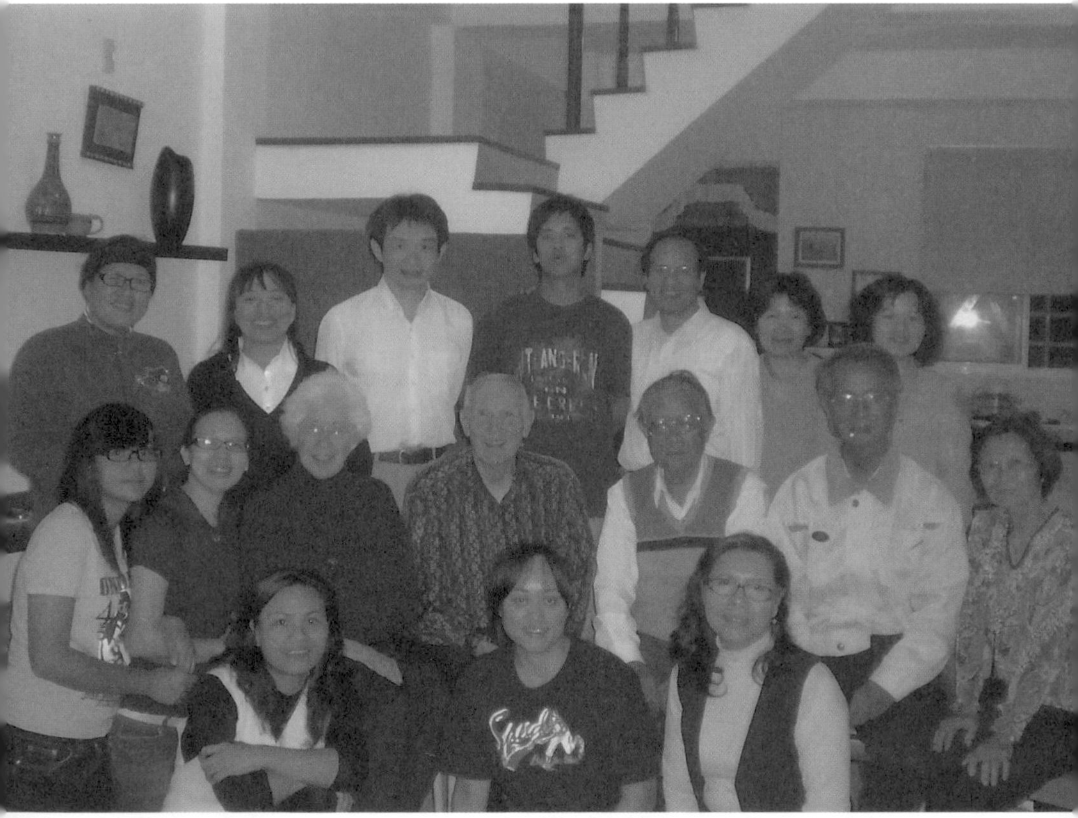

譚維義院長夫婦榮退定居美國，夫人罹患腦中風，院長偕夫人回臺與老同工敘舊合影。

東基向前行

看守神的產業

黃清泰◎著

自序

黃清泰

我生長在佛教家庭，是家族中唯一信主的人。一九五二年，就讀臺南長榮中學時初次接觸基督教信仰。一九五六年，在臺北濟南教會由吳天命牧師引領信主。因信主改變了我的人生及價值觀，並養成剛直不阿的個性。為了不成為有名無實的信徒虛度此生，總把實踐《聖經》教訓，為教會及社會服務擺第一。

適逢臺東基督教醫院創立五十週年慶，寫出我的心路歷程及信仰見證。一個沒有醫學背景的人，竟然蒙主差遣，臨危受命。在上帝奇妙的帶領下度過層層難關，所幸東基沒有在我的手中關門，反而東山再起。

我確信上帝的產業會代代薪傳，且更加興旺。庸庸碌碌的我，倘若不是依靠上帝，我會像一個被廢了武功的人，沒有勇氣去接受各種挑戰而一事無成。別人怎麼看我都不重要，這一生唯獨不後悔我所做的，只後悔我沒去做的事！我要向上主由衷獻上感謝，並為東基祝福，為東基同工繼續禱告。

要特別感謝許堂錫醫師與劉優美小姐，他倆不厭其煩地為我校閱更正。感謝羅源順院牧、潘忠明復健師提供寶貴的相片、孫宜珍護理師與一起服務獨居老人的東基同仁。因為他們熱心愛主，一起守住上帝的產業：社區健康的守護者東基。在此由衷表示謝意。

目次

壹、初次認識基督教協同會傳教士

一、美夢幻滅

一九四七年，國民黨政權因國共內戰敗陣流亡來臺，實施長達卅八年的戒嚴令[1]。以黨、政、軍、警、情、特等情治系統，高壓統治臺灣。組織國民黨小組布建於各級機關、學校，又設保防、人二等單位控制知識份子言論、思想，並在中等以上學校成立中國反共救國團[2]。以中國文化基本教材及軍事訓練爲學生必修課程，政治赤裸裸介入學術機構。規定大專畢業生必須接受爲期一年的預備軍官訓練。凡要出國留學的青年學子，必備下列條件，缺一不可：

1 國民黨蔣政權占據臺灣，實施卅八年的戒嚴令，據知這乃是目前爲止全世界施行時間第二長的戒嚴，僅次於福建省的金門縣與連江縣。

2 一九五二年成立，由蔣經國擔任中國青年反共救國團首任主任，中國國民黨省黨部主任委員的宋時選、政戰部主任王昇、李煥及李鍾桂等人曾相繼擔任主任。該組織等同德國希特勒青年團，或中國共產黨青年團（共青團）。

（一）留學只限大專以上學歷，高中、高職以下畢業生不准出國留學。

（二）必須通過教育部舉辦的留學考試。

（三）須接受一年預備軍官訓練，或服完三年常備兵役。

（四）要通過有關情治單位忠誠調查，並有三人做連坐保證或店保。

（五）不能攜眷同行，妻兒必須留在臺灣。

（六）須有國外生活保證。

其中最重要的是忠誠調查，若這一關通不過，就算具備其他條件皆是枉然的。一律不得攜眷出國的規定最

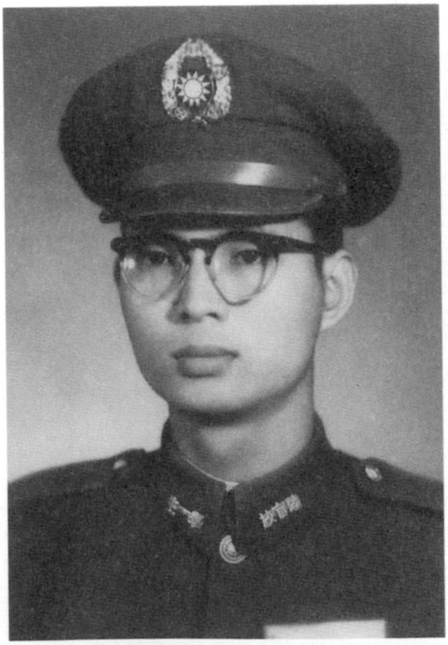

筆者參加留學生軍訓隊

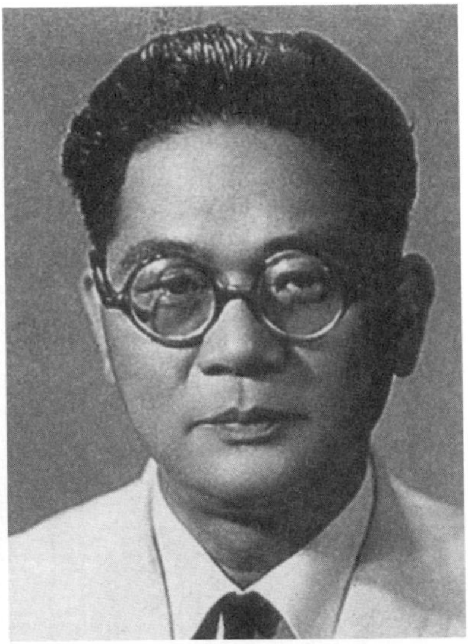

恩師長榮中學校長戴明福先生

爲荒謬！美其名一切爲配合反攻大陸的所謂「最高國家指導原則」，限制人才外流，實際上是扣留妻兒在臺灣當人質！

留學生在國外若有不當言論或批評蔣政權，一旦被列爲黑名單，就終身流亡國外有家歸不得了！在這種政治生態下，一介平民要出國留學談何容易？然而活在白色恐怖下的人想盡辦法也要逃離暴政，呼吸外國民主、自由的空氣是很自然的。

一九五四年，承蒙臺南長榮中學戴明福[3]校長推薦，我獲得日本玉川大學農業化學科獎學金暨入學許可，並通過教育部主辦的留學考試，打算出國留學日本。爲接受預備軍官訓練[4]，我癡癡地等候召集令，想早日服完兵役出國留學，但不能如願以償，之後才應聘省立臺東女子高級中學，擔任高三數學教師。

一九五八年九月，終於等到一紙召集令進入鳳山陸軍官校，接受爲期四個

---

3 戴明福（1908-1992），臺東人，日本廣島高等師範學校數學系畢業，英國人數學家、長榮中學萬榮華校長的高足。戴校長是臺灣著名數學家，日治時代曾任長榮中學數學教諭。一九四五年任第一任臺東中學校長，是筆者恩師。

4 凡大專畢業生，規定一律接受爲期一年預備軍官訓練，否則不得出國留學。

月的「留學生軍訓隊」訓練。該隊是爲方便國民黨高官權貴子弟，如：陳履安（陳誠副總統之子，曾任監察院長、國防部長等）、陳明（空軍總司令陳嘉尚之子，文化大學美國研究所教授）、高希均（高官子弟，遠見雜誌社總編輯、社長）、劉家昌（高官子弟，《中華民國頌》作曲者）等人出國留學而開啓的後門。參加該隊結業的人，隨即可領到退伍令，獲得少尉官階，並擁有出國留學資格，一舉數得，是兵役法空前絕後的一項特權。

連立正、稍息等基本動作都做不好，且在短短四個月就官拜陸軍少尉，難怪大家戲稱該隊爲「娃娃兵」。

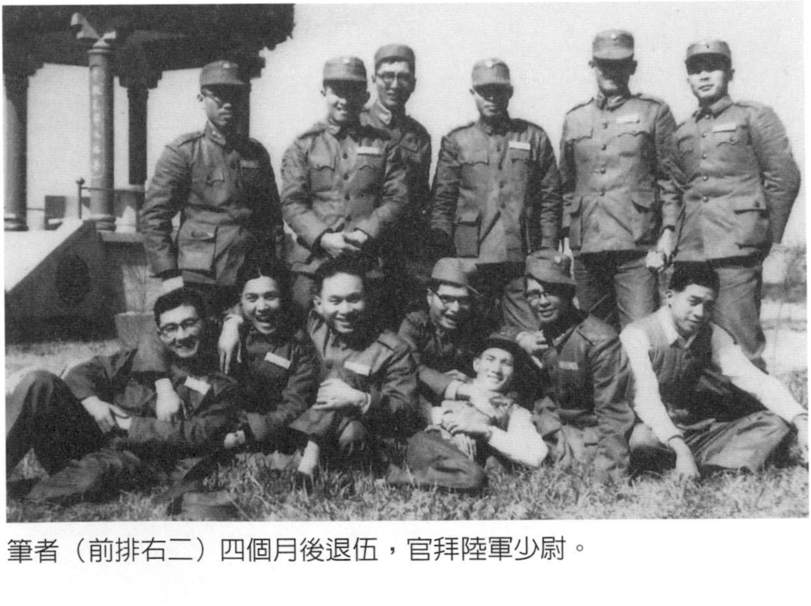

筆者（前排右二）四個月後退伍，官拜陸軍少尉。

可是，不要小看我們這隊娃娃兵，當中卻出了一位國防部長陳履安先生呢！

很不幸的，我搭上這艘「賊船」，但畢竟不是高官權貴子弟，更不是國民黨黨員，始終通不過所謂「人二」或「保防」[5]的忠貞調查，終究無法出國留學，只好放棄負笈東瀛的計劃，留學的美夢破滅了。

二、因緣際會認識葉牧師

於一九五九年二月，應傅清順校長之邀請，到甫設立的臺東縣立新港初級中學[6]（簡稱港中）教書。在港中任教期間認識三民國小簡蘭蕙老師。有一天，她帶我去認識基督教協同會美籍宣教士葉德華（Ed.Torjesen）牧師。

我剛到港中任教時，教員宿舍不足，校方暫租成功警察分局房舍，供我與戴公威老師住宿。戴老師是來臺升學的僑生，我倆都是單身漢。而葉牧師就住

5 係中國國民黨蔣政權統治臺灣時代之情治系統之一，為各機關學校團體正式編制，該組專為控制公私立機關人員，以思想及考核對國民黨忠誠與否為主要任務，現改為政風室。

6 臺東縣立新港國民中學之前身。

在分局坡坎下，原住民聚落一間簡陋的房子裡，因我曾去過葉牧師家，就被傳喚到臺東郵局斜對面一間日式宿舍的「諜報組」[7]，被情治人員盤問葉牧師的事情：他來臺的目的，其住家有否架設無線電收、發信機收集情報等。國民黨如何嚴密監控外籍人士與國人，可想而知。

三、成功沿海的醫療

葉牧師早年在中國大陸傳教，大陸淪陷被迫離開中國輾轉來臺。他在東部原住民部落傳教，精通北京語及阿美語，且從事《聖經》阿美語的翻譯。他時常進入成功一帶原住民聚落，默默服事貧困民眾。

他瞭解沿海地區的原住民生活困苦，許多孩童罹患小兒麻痺，腹中孳生蛔蟲，有的長滿頭瘡，面黃肌瘦，營養不良，弱不禁風。至於大人，被毒蛇咬傷，發生車禍重傷骨折，嗜酒如命而酒精中毒或中風，罹患肺癆及砂眼等症狀。又因小病延誤就醫，致成大病而終身殘障，家庭經濟因此陷入困境者不勝枚舉。成功鎮有一位簡偕得先生，他是臺灣基督長老教會牧師兼救生診所醫師[8]，是簡蘭蕙老師的尊翁。簡牧師常免費醫治貧困病患，以祖傳祕方救治許多被毒蛇咬傷的居民，深獲大家敬重。

基督教芥菜種會美籍宣教士孫理蓮[9]師母，也在成功鎮三民里蓋了一間「結核病療養所」，專門收容原住民肺癆患者。成功鎮高安醫院的高端立醫師，常到療養所爲結核病患者義診。孫理蓮師母委託臺東

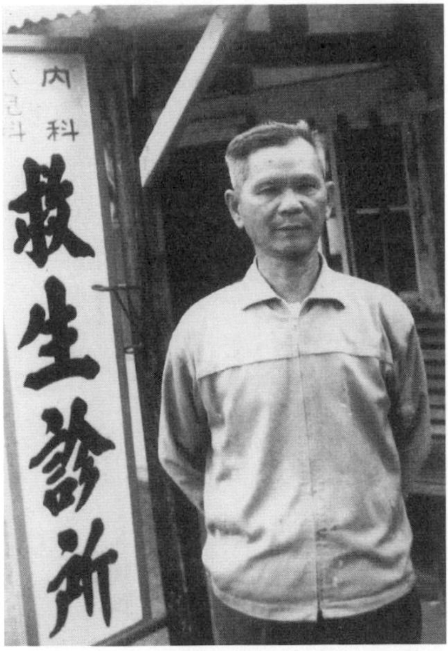

以祖傳祕方救治無數被毒蛇咬傷者的簡偕得牧師

7 也是中國國民黨獨裁政權情治系統之一環，以保密防諜爲由專門檢查人民書信，監聽國內外通訊，控制人民思想的組織。

8 簡偕得，臺灣基督長老教會牧師，赴日本學醫，回國後曾在大林蒲、池上、成功開設救生診所。他的祖傳祕方：胃散及蛇藥很有名，曾救治許多被毒蛇咬傷的人。

9 孫理蓮師母（1901-1983），美國人，基督教芥菜種會（Mustard Seed Mission）創始人及該會宣教士。一九二七年與孫雅各牧師結婚，一向關心原住民傳教者生活，並在花蓮、埔里創辦護士學校，在臺各地設馬利亞產院，同時在臺南創建了治療烏腳病的醫院。一九八三年在臺灣過世。

更生教會一位信徒賴安心先生管理該療養所。可惜，因人謀不臧，發生諸多弊端，療養所最後關閉收場。

貳、記憶中的譚醫師

一、譚醫師與診所

偏遠的臺東醫療資源畢竟不足，成功鎮衛生所設備因陋就簡，且請不到醫師，其他鄉鎮之原住民聚落尤甚。葉牧師體恤民間疾苦，曾去函求助北美協同會總會，一九六三年譚維義醫師在美國看到，寄自臺灣醫療求助的信息及葉牧師的呼籲，他回應上帝召喚，決志以宣教士身份前來臺東行醫傳道。我從美南長老教會馬好留[10]牧師（Rev. Dr. Robert Donnell McCall）那裡，聽到譚維義醫師的許多生活點滴。一九六四年，譚維義醫師、德樂詩[11]（Bonnie Dirks）和華德安等教士，在成功鎮開設成功診所。史安篤師母也加入診所陣容，並在成功沿海地區，深入部落等窮鄉僻壤義診，巡迴醫療傳揚福音。

一九六五年，史安篤師母舉家遷居臺東，譚醫師便在臺東鎮寶桑路，即今日基督教協同會現址開設第二間診所——寶桑診所。

譚醫師夫婦生活儉樸，我曾起了好奇心想瞭解外國傳教士們生活費來源。他們要向北美教會和親朋好友不斷寄發書信，報告在臺事工爲自己的生活費募款。認同他們在海外的醫療傳道事工的贊助人，將指定做爲東基宣教士生活費的獻金交給教會，教會再寄到臺灣協同會差會，由差會按月撥給他們

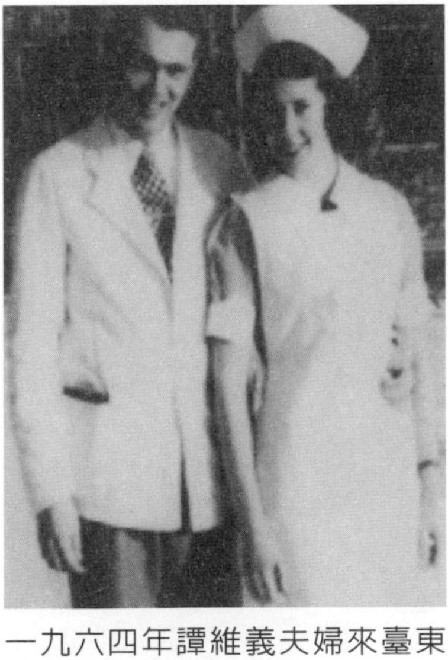

一九六四年譚維義夫婦來臺東基督教醫院時的英姿

10 馬好留牧師，美籍宣教師，曾在日本青森傳教十多年，講一口標準流利的日語。美麗島時代曾擔任臺灣基督長老教會總會助理總幹事，襄助高俊明牧師。

11 德樂詩教士，美籍宣教士，專業護理師，於一九六三年來臺，與譚醫師一起在臺東成功沿海地區門診及巡迴醫療，隨後加入東基服務。是臺灣最早提倡全人照護的人。

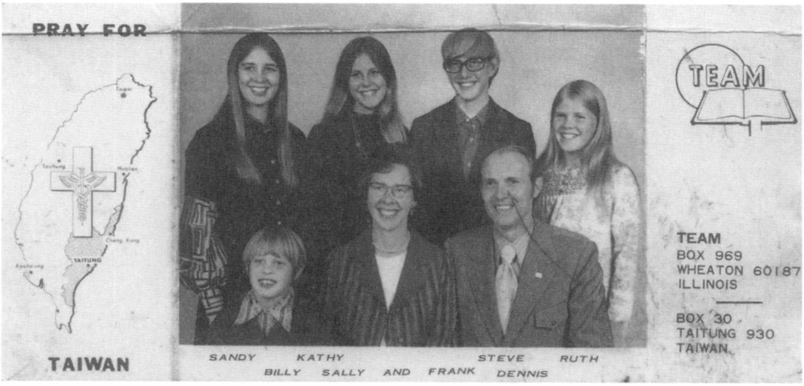

譚維義院長為東基醫院籌募經費暨在臺生活費寄發的書函之一

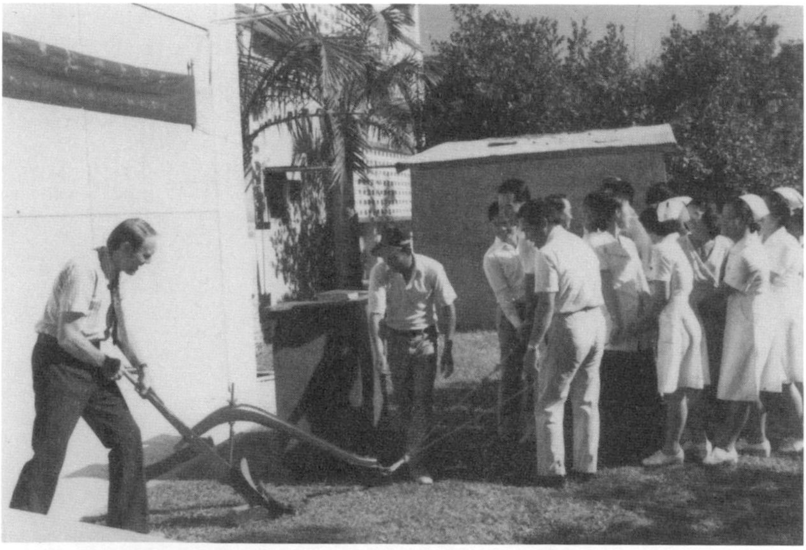

譚院長用牛犁耕田誓言雖然告老還鄉還要繼續為東基努力

做爲基本生活費用。

我所服務的天主教公東高工職校亦有不少外籍技師[12]來自歐洲，他們在臺生活費全由瑞士天主教白冷外方傳教會SMB[13]總會負責。除專心教學外，用不著爲自己的生活費擔心。這一點，譚醫師與天主教外籍技師們相比是辛苦多了。

這些來臺工作的外籍教會人士，無論基督教或天主教都有其共同點，不從機構支領任何薪水。

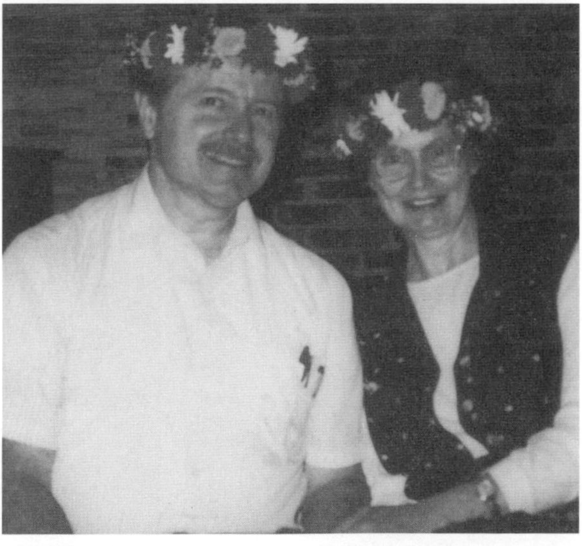

蘇輔道醫師夫婦

12 公東高工是瑞士天主教白冷外方傳教會創辦，派瑞士、德國、奧國技師來校擔任工業技術教學。

13 SMB，英文全名Societas Missionaria de Bethlehem，是一個天主教修會，簡稱白冷會，大陸淪陷前曾在東北傳教，五〇年代遷來臺灣，對臺東貢獻很大。

二、譚醫師興建醫院

一九六五年，譚醫師第一次回國述職。回國期間他為改善診所醫療設備及興建醫院，馬不停蹄出席各種聚會勸募基金。

譚醫師巧遇一間醫院要重建院舍，主事者把不再適宜安置於新院舍的，過時的但功能尚完好的醫療設備送給他。他視如珍寶，一一裝箱，以海運運回臺灣。因此，更加堅定他在臺東興建醫院的心願，認為建醫院是燃眉之急。

一九六六年，譚醫師自美國回臺，立即著手計劃興建醫院。負

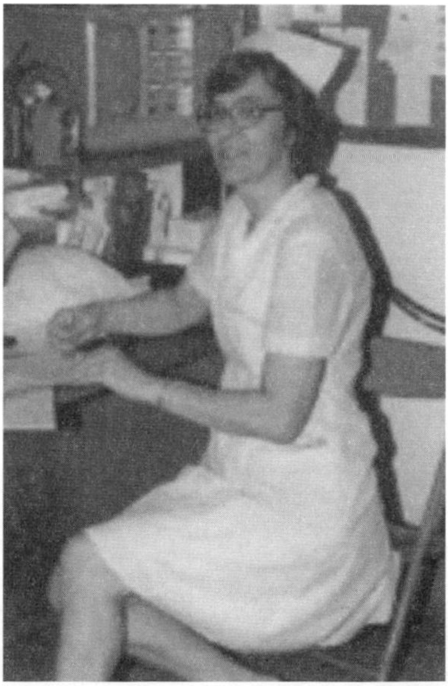
開設成功診所的華德安教士

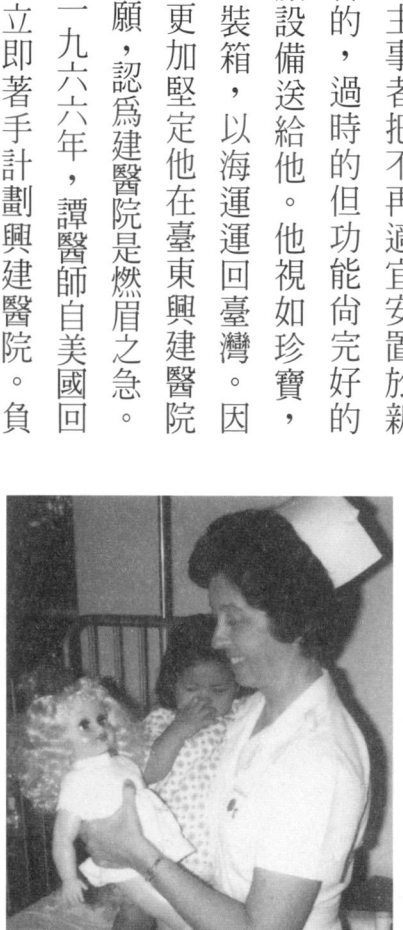

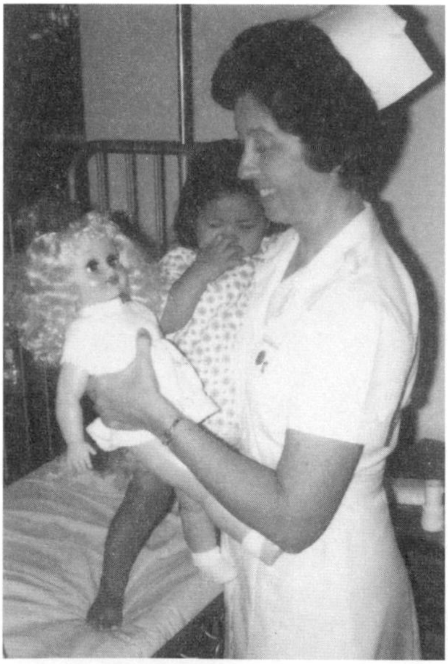
開設成功診所的德樂詩教士

責尋找土地的史牧師看中一片玉蜀黍田地，地主是我孩提時代的玩伴，已過世的洪東寬[14]老師的父親。經過一番討價還價，最後以每坪新臺幣五十五元成交。史牧師立刻辦理土地移轉登記，並請一位臺北卓姓建築師規劃設計。

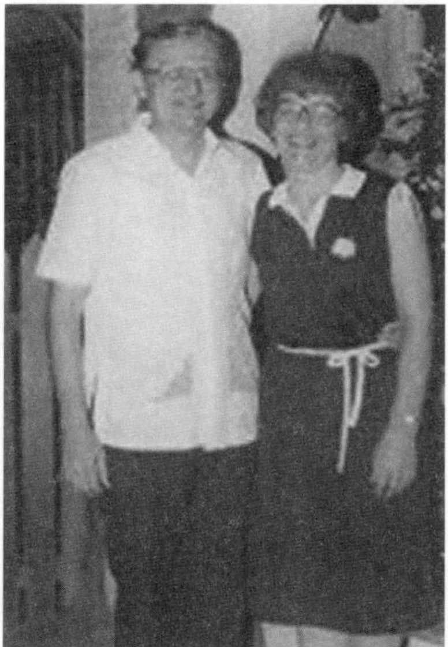

開設寶桑診所的史安篤牧師夫婦

三、同工迫切禱告

但依設計圖面估算出來的工程造價遠比預算超出許多，在經費不足下，譚醫師率領同工迫切禱告。果然神蹟出現了！不久突然接到譚醫師的朋友維克・華勒斯先生，經由差會匯來十萬元美金（合新臺幣約四五〇萬元）的捐款。這是從天降下的，上帝所賞賜的大禮物。全體同工為之雀躍歡呼，頌讚上帝奇妙的大

14 洪氏曾任新生國民小學教員兼總務主任。

恩典。申請建照後由東志誠營造，即我胞兄黃清水[15]先生建造。他的營建團隊一向不偷工減料，爲業主所信賴。他承包土木、水電、內部裝潢，監造嚴格，所製作的室內櫥櫃或家具也是細緻高雅。天主教聖母醫院興建的時間較東基稍晚，聖母醫院、花東兩縣天主教堂及長老會臺東教會也都是他所建造。他所承包的工程堅固像一座城堡。要請他蓋房子的人都要排隊一年以上才能等到，其信譽可想而知。

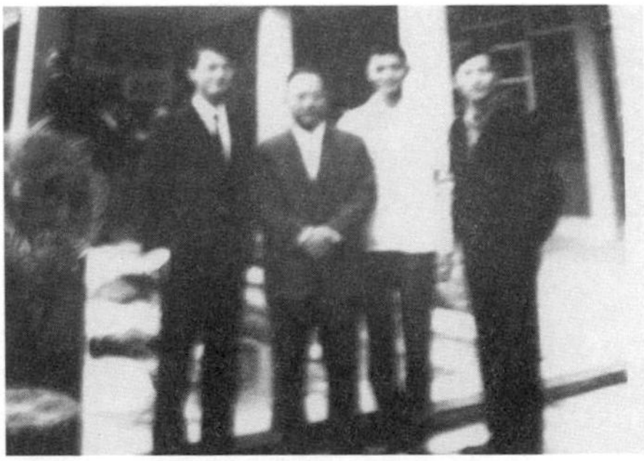
左二為蓋東基的黃清水先生，左一、左四為其兒子，左三為其女婿。

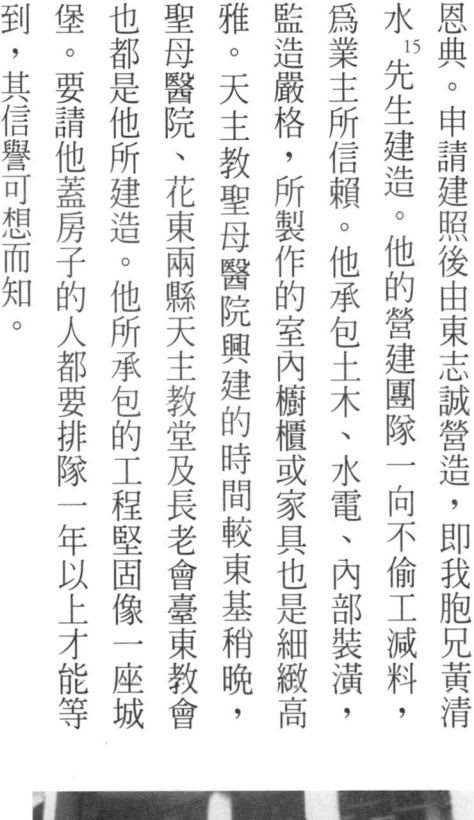

四、東基是一間海砂屋

一九六八年四月，東基舉行破土典禮。在工程進行中，每天黃昏時，牛車從海邊沙灘搬運溼淋淋的砂石到工地。牛車隊一路滴下砂石所含的海水鹽分，在礫石路面留下清晰的海水痕跡。騎在牛背上的工人以高亢歌聲唱著原住民組曲，夕陽餘暉映襯下，構成一幅詩情畫意的景緻。

灌漿工人把砂石、水泥及適量的水用鏟子以熟練手法攪拌成混凝土，再用單輪手推車將它推到各層灌入模板，此忙碌景象我記憶猶新。

早期的房屋皆是以牛車運來溼淋淋的海砂所建造的，但它禁得起時間考驗。我住家、東基及天主教臺東聖母醫院都是海砂建造的，但房子牆面及地板從未發生龜裂、剝落或漏水等不良現象。要用多少砂石，就從海邊運多少來工地，哪有機械攪拌的混凝車及堆積如山的砂石場！海砂屋是偷工減料的新名詞罷了，我們老祖宗知道哪裡的砂石可以，哪裡不可以採來蓋房子。

卑南大溪流向東海，其下游與大海交會處

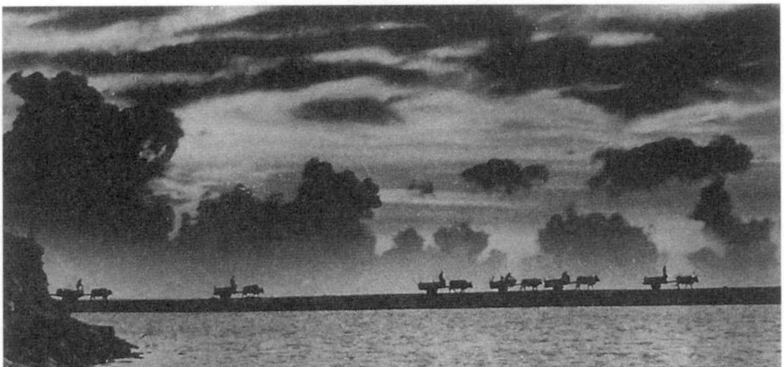
臺東海邊採砂石的牛車隊在夕陽餘暉下構成一幅詩情畫意的美景

15 黃清水係筆者胞兄，黃哲才先生之父親。

形成天然湖泊，在岸邊的砂石經過淡水洗滌，所以這裡的砂石才是乾淨的理想建材。我們不得不佩服老祖宗的智慧，他們早就對天然建材有豐富的常識。

五、萬事起頭難

醫院的興建工程經過一年多的施工，一九六九年春天，座落於玉米田裡的醫院終於落成開幕了。這所擁有卅張病床、兩間開刀房、X光室、四間門診室、檢驗室、藥局、急診室、廚房及洗衣房等設施的醫院，即爲臺東最現代化的醫院。耗資美金八萬元，折合新臺幣三百六十萬元的醫院，是北美教會以愛心聚沙成塔所建造的上帝基業。它將醫治世人身、心、靈，是讓人得到全人照顧的教會醫院。醫院不比一般機構，爲提高工作效率，除硬體設備外，

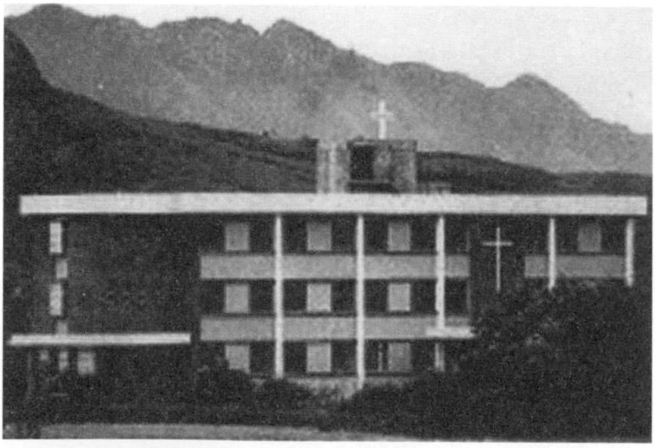

一九六九年臺東基督教醫院興建完成時的全貌，白色的十字架在都蘭聖山的襯托下屹立不搖。

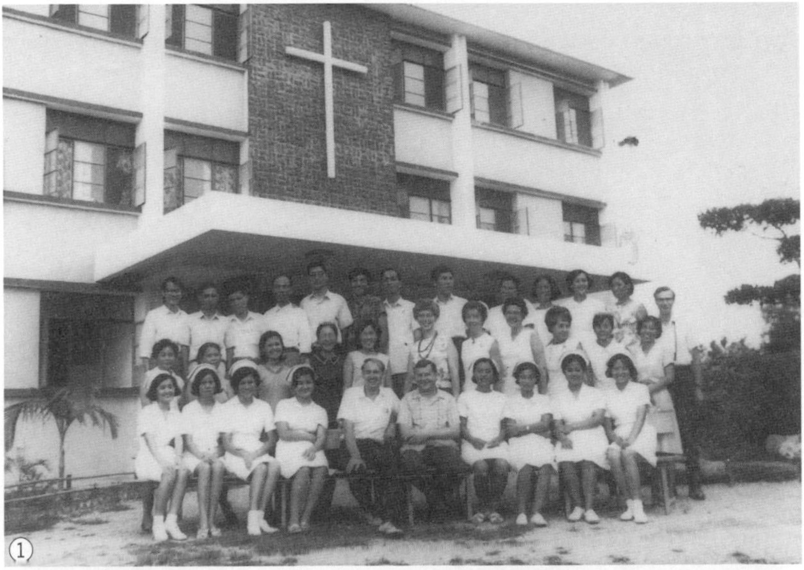

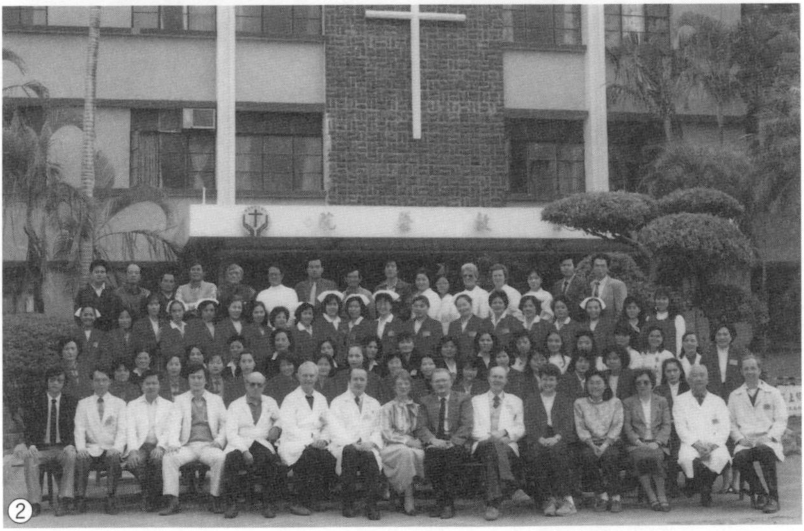

①一九六九年三月三日慶祝東基生日全體員工合影
②一九八七年三月三日慶祝東基生日全體員工合影

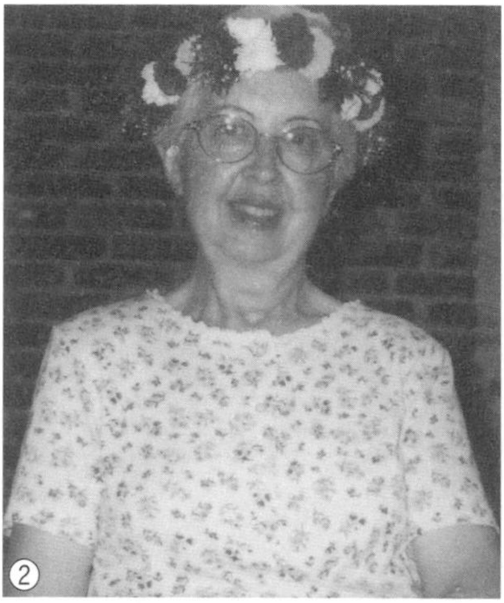
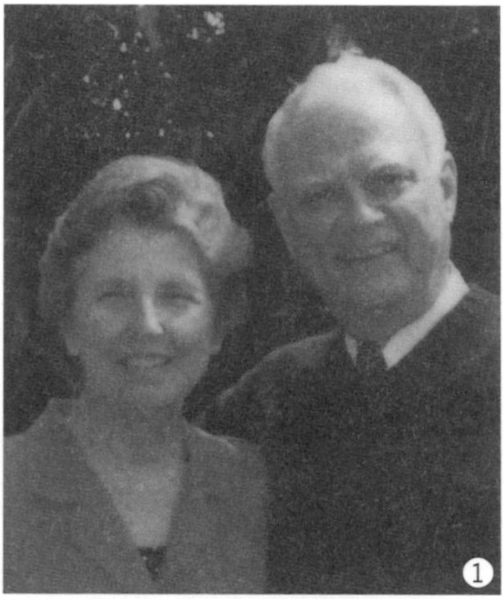
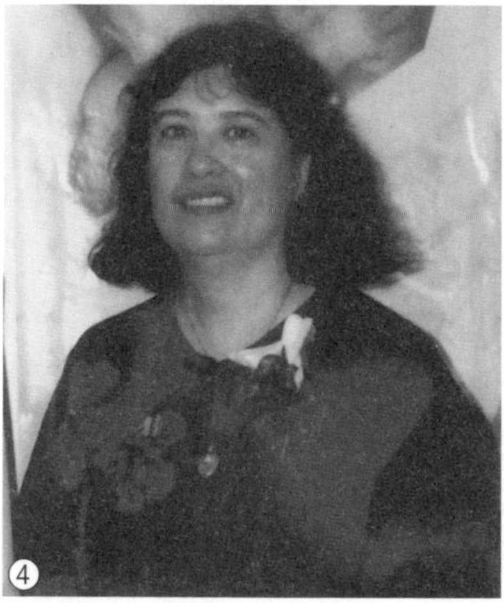
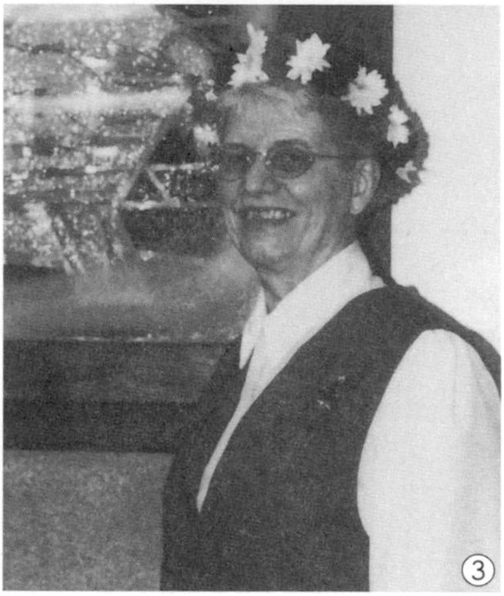

①第一屆醫療奉獻大獎得主龍樂德醫師（右）

②第三屆醫療奉獻大獎得主德樂詩教士

③第九屆醫療奉獻大獎得主耿喜音教士

④第十屆醫療奉獻大獎得主安芳蓮醫師

還要軟體的配合，如：動線規劃、作業流程、管理規章、護理及工作人員訓練等急待建立。一套完善的醫院行政管理、制度與默契，是建構醫療品質重要的一環。

宣教士們除要適應截然不同的文化與臺灣人求新、求變、求快、求準的醫療消費行為外，也要全心全力維持教會醫院良好的形象與水準。萬事起頭難，俗語說：「凡事豫則立，不豫則廢。」一切備妥後要為醫療傳道仰望主！

三年前譚醫師由美國海運運回來的器材及設備陸續抵達，並著手拆箱整理。七拼八湊地把它組合、配置、定位。儀器設備試車後保證要能正常運轉就讓人頭痛了，但是這位醫院裡的全能大夫——譚醫師，靠著上帝給他的智慧與毅力一件一件完成了。

六、刻意栽培原住民

東基草創時，宣教士們出自愛心，工作機會刻意留給原住民。為栽培原住民醫護人才，除少數人員外，如醫院的一般行政、醫技、護士等基層人力，一律錄用原住民。一切從零開始，像一所學校投入相當多心力與時間，嚴格調教

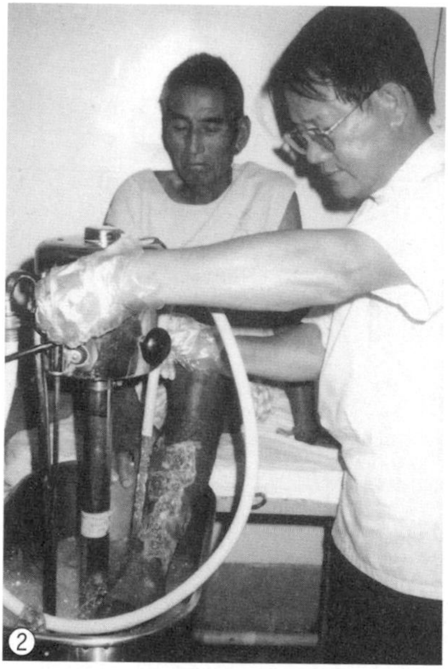

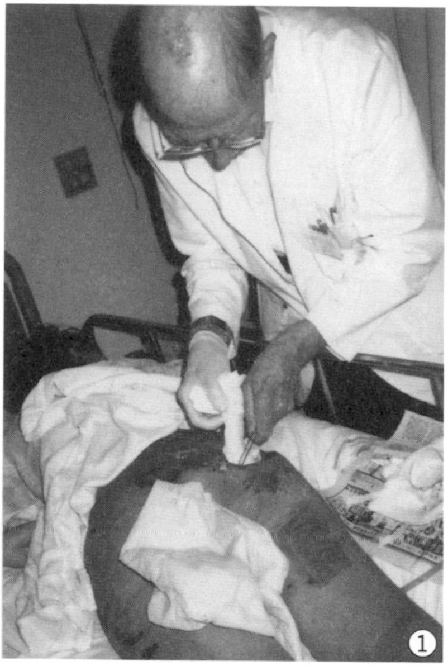

①歷史鏡頭：譚院長為被鐵牛（拼裝車）輾過腹部的孩童醫治，他像裁縫師般把破碎的骨片一片片拼起來，經無數次開刀、植皮，很成功地救治這不幸孩童。

②歷史鏡頭：潘忠明復健師為被開水燙傷的患者醫治。

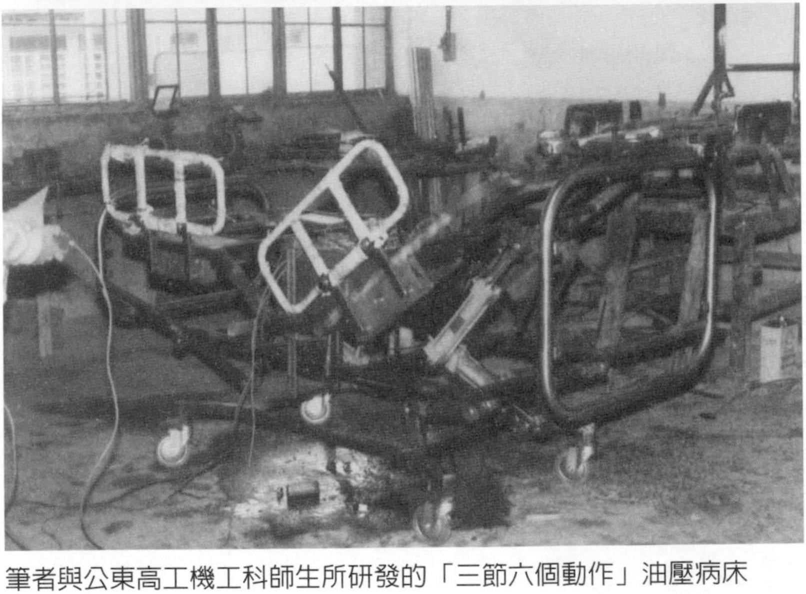

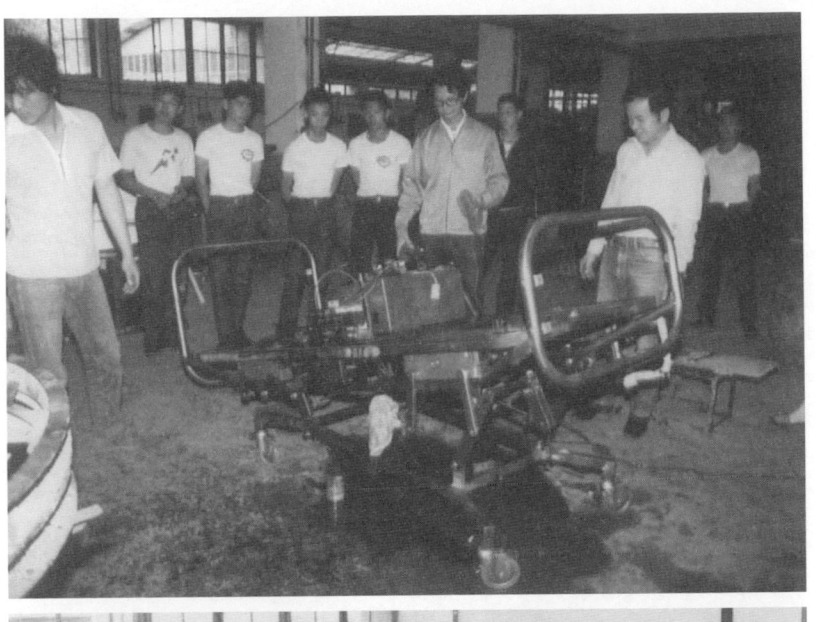

筆者與公東高工機工科師生所研發的「三節六個動作」油壓病床

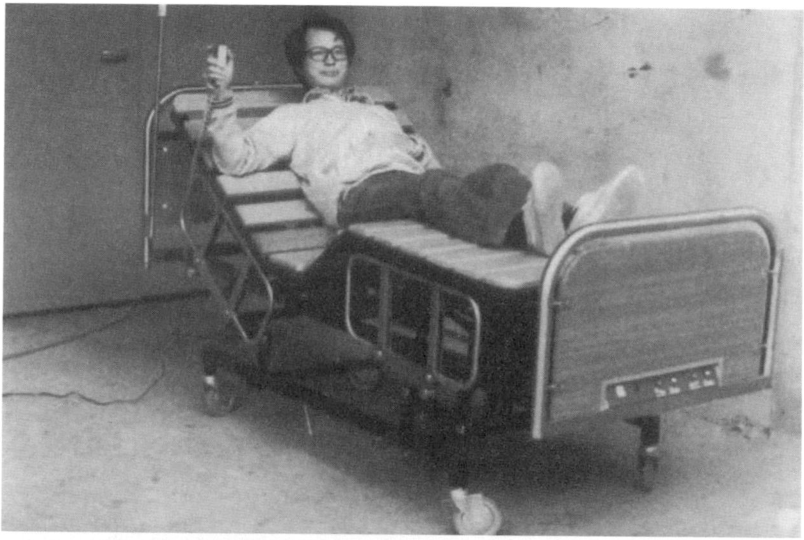

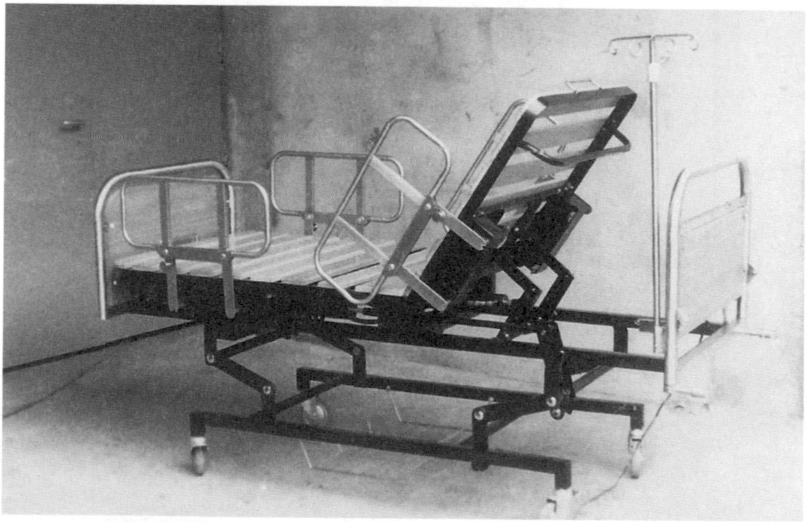

筆者與公東高工機工科師生所研發的「三節六個動作」電動病床；東基、馬偕、耕莘、北醫、聖功、聖母等大醫院皆採用。（新式樣專利第二三九九號）

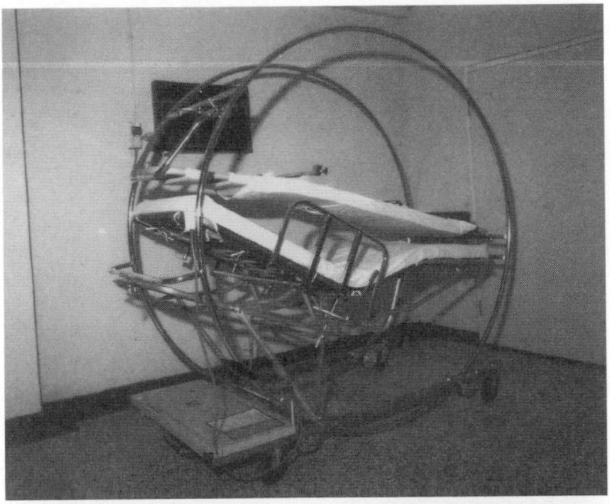

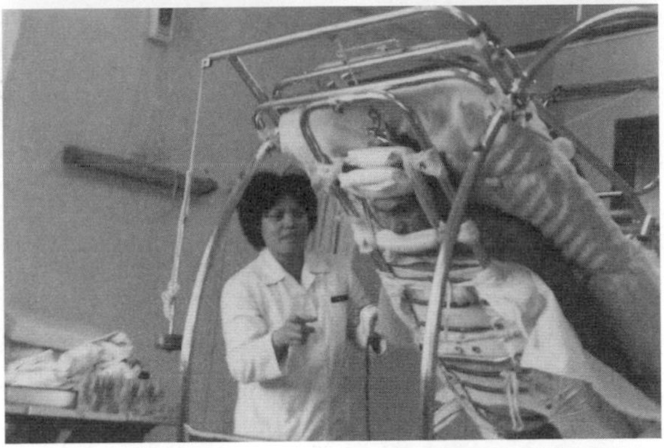

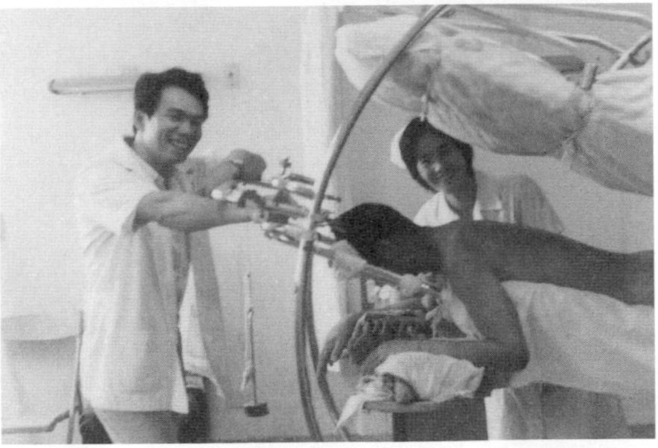

全國第一臺「圓形電動燙傷病床」，是公東高工師生為東基治療燙傷病患所設計。臺東基督教醫院為當時東部治療燙傷的唯一醫院。（圖為東基第一代復健師嚴春美小姐及呂立漢先生）

與訓練。德樂詩教士對護士基本要求最爲嚴格，在她的帶領下，提供別於其他醫院的服務，因爲她要做到家屬能放心把病患託付院方。在規定的探訪時刻才准家屬探視病患，住院期間廿四小時，病患全天候受護理人員細心照顧。醫院提供專業護理及生活照顧：如餵食、如廁、沐浴、口腔清潔、洗縫等視爲服務重點，因此家屬不用陪伴病患在病房過夜或另請看護照顧。

專業護理及生活照料全落在護理人員身上，東基成爲家喻戶曉的美國人醫院。東基另設院牧部，聘請神職人員向病患傳揚基督福音，給病患及家屬認識基督的機會，這是教會醫院不同於一般醫院的地方。東基較天主教臺東聖母醫院早半年落成，這兩所規模相當，宗旨相近之教會醫院，對臺東人是一大福音。聖母醫院以三位愛爾蘭籍修女[16]爲主，發展婦科、產科、內科；東基以美籍譚醫師爲首，發展骨科、外科、小兒科及復健科，特別是譚醫師對骨科及皮膚移植之精湛醫術聞名全臺。

七、仁心仁術的譚院長

譚醫師篤信基督，是一位頗具愛心的天才醫師。他手術固定骨骼用的不鏽鋼螺釘等，都來學校找我訂製。醫療器材壞掉時他捨不得購置新的，總是拆除不堪用的器材零件裝上，想盡辦法使它重新運轉。若沒有適合的零件時，才到學校機械工場訂製，凡經過他雙手修理的器材都會回復運轉。為提升復健效果，他繪製設計圖，我來配合他的構思在木工場製作，因此東基復健科成為東部復健設備最完善的醫院。

他總是絞盡腦汁全心全力去醫治病患。例如他常以毒攻毒地用蜜蜂之蜂毒治療風濕性關節炎；被毒蛇咬傷者，他就發動摩托車，從火星塞接電電療傷口，使蛇毒凝固，據說這個土方法效果奇佳。

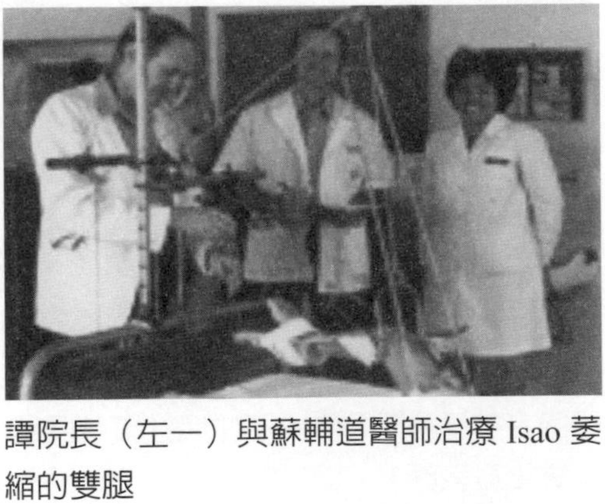

譚院長（左一）與蘇輔道醫師治療 Isao 萎縮的雙腿

譚院長求靠上帝不眠不休照顧並救活病患的感人故事不勝枚舉，有一位身體被車子輾過的小男孩，左大腿骨頭碎裂。譚院長以精湛的醫術，親自操刀，

16 天主教修女遠在五〇年代就挨家挨户照顧原住民或貧困病患，為臺灣居家照顧的先驅者。

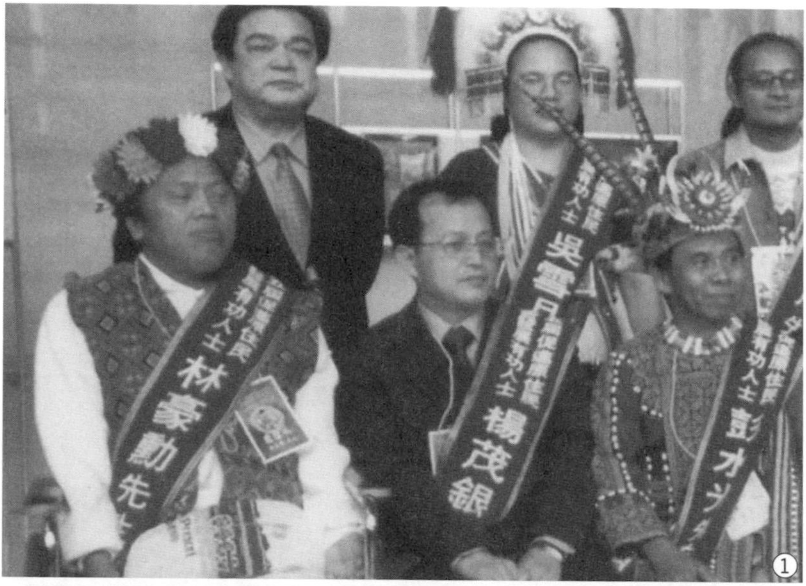

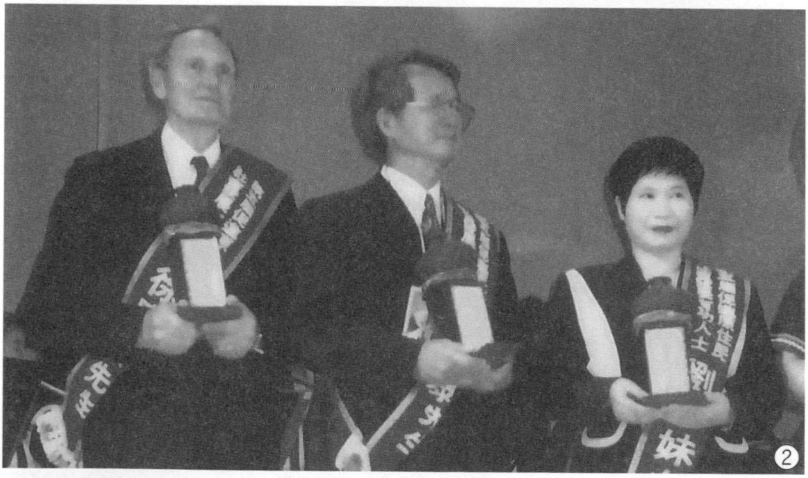

①第五屆全國原住民社會發展有功個人獎頒獎，左一是 Isao。

②筆者接受第五屆全國原住民社會發展有功個人獎，左一為挪威籍徐賓諾宣教師。

經過無數次的手術，把破碎的骨頭一片一片拼湊起來，雖然有幾次感染恐危及生命，但沒有截肢，並進行植皮手術，終於把小男孩醫好，救了他一命。當時，東基是東部唯一擁有植皮技術的醫院，因而使這位「阿督仔」醫師的醫術及愛心一時聲名大噪。

東師附小的林清美老師胞弟林豪勳（Isao）[17]，一九六七年因協助家人建造住宅不幸從二樓摔落地上，導致脊椎斷裂，致頸部以下四肢癱瘓。這對一向開朗活潑，熱愛彈吉他唱歌的年輕人是一晴天霹靂的打擊。他對人生徹底絕望，幾度輕生不成，全家陷入哀傷與愁雲中。譚院長為他開刀治療不知多少次，因感染肺炎數度陷入昏迷，病情極其危急，但經過譚院長及東基醫護團隊日以繼夜細心醫治，並率領全院同工迫切為他禱告，才從死神手中搶回一命。這位年輕人被譚院長及東基員工的愛心照顧與鼓勵感動，從此再也不敢輕生了。他雖然終身不良於行，但在手足情深的姊姊林清美老師的照料下奮發圖強，克服萬

17 筆者、林豪勳（又名Isao，一砂鷗）及挪威籍埔里基督教醫院徐賓諾宣教士，同時榮獲第五屆全國原住民社會發展有功個人獎。

難。他用嘴啣筆敲擊鍵盤自學電腦，獨自編輯五千多字的卑南語字典，整理二百六十戶卑南王族譜及卑南族古老詩歌、神話故事並完成音樂創作，成為傳揚原住民文化內涵的一位作曲家。二〇〇一年，他與筆者同時榮獲第五屆全國原住民社會發展有功個人獎的殊榮，他專用的特殊電腦是譚院長為他勸募的。

六〇年代，臺灣正流行病毒，許多兒童罹患小兒痲痺症。譚院長曾為三百多名東部小兒痲痺孩童進行手術。經過他的手術及矯正治療後，有卅名以上無法行走的孩子，被轉介進美籍宣教師傅約翰（Rev. John ord）牧師創辦的阿尼色弗

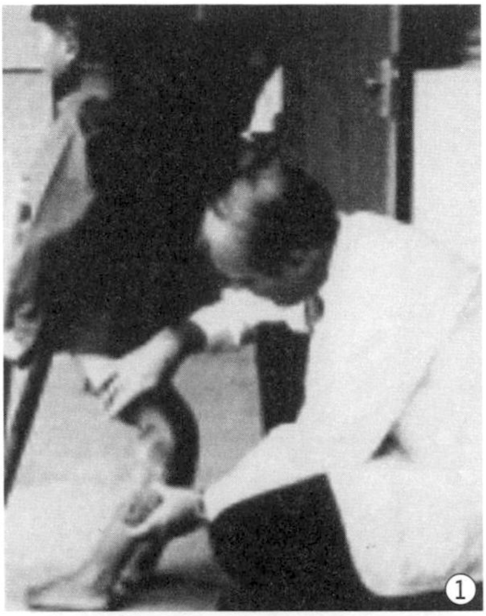

①譚院長治療兒童不良於行且已變形的腳骨

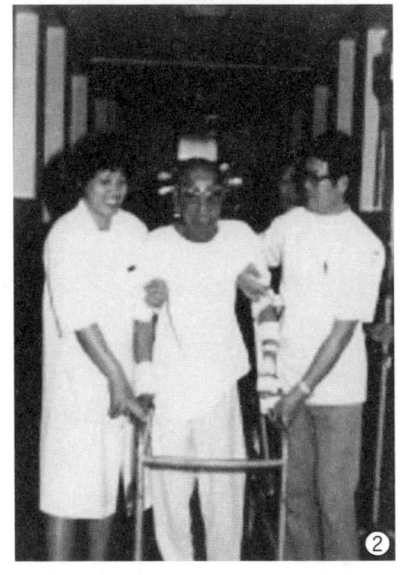

②東基為頭蓋骨開刀患者復健

兒童之家。這些不幸的孩童在那裡得到良好的照顧，每日快樂到學校上學。說譚院長是小兒麻痺孩童的救星，一點也不為過也。

參、東基與我的親族

我的親族與東基有很深厚的因緣，內弟簡安祥建築師[18]，曾參與東基醫院擴建及新建護士宿舍之設計與監造。簡淑蕙是我小姨子，她從高雄醫學院護理系畢業後，第一個服務的醫院就是東基。胞兄黃清水及姪兒黃哲才是東志誠營造廠負責人，東基大小工程皆指定他承建，我的外甥劉瑞慶，完成東基新建之恩典樓及改建之慈愛樓內裝工程。我則設計病床、骨科吊架、復健器材、製造骨科專用鋼釘、螺釘等。

譚院長及東基醫護團隊救治我病重的岳父簡偕得牧師，及醫治我的大姨子

18 簡安祥建築師，留美建築碩士，曾任公東高工校長、馬偕醫院董事、馬偕護專董事長，現任馬偕醫學院顧問，東海國小的設計者。

簡蘭蕙女士的手臂。東基對我們親族恩深義重。

一、東基擴建　簡安祥設計

東基面向開封街的三層醫療大樓落成後，醫務蒸蒸日上，醫療空間早已不敷使用。一九七七年，東基董事會決定擴建高四層、地下一層連接醫療大樓右翼。院舍由一字形變成ㄇ字形的建築外貌。此項擴建工程，委託甫留美回國在公東高工任教的簡安祥設計監造。由東志誠營造廠承包，其工程費新臺幣一四一萬元，二百七十個工作天。面對杭州街的護士宿舍，亦是他所設計，興建恩典樓後改爲急診室。爲使新舊大樓外貌保有一致性，新舊院舍各樓層不有高低落差，其接縫處理不得漏水，在地震頻繁的東

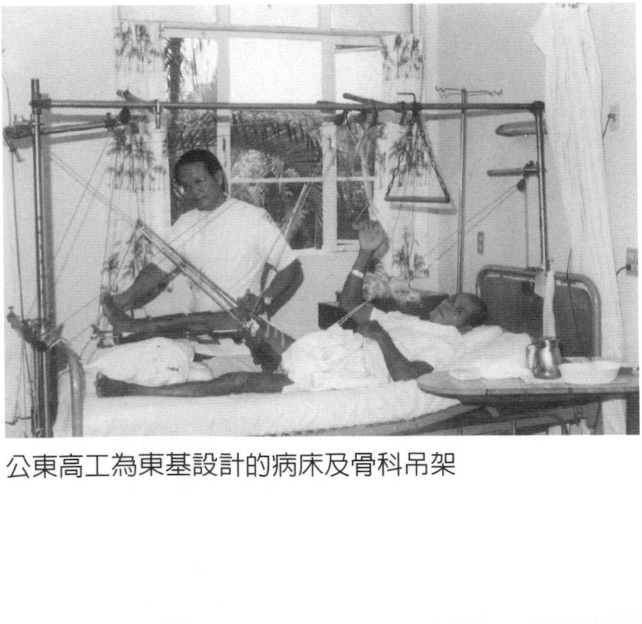

公東高工為東基設計的病床及骨科吊架

部難免發生地層下陷，要達到以上要求有其技術上的難度。

又因應東基擴增到一一〇床的規模，董事會委託簡建築師規劃新建醫療大樓的計劃。此項新大樓基地在舊大樓左後方之太平間、倉庫及汙水處理廠的位置。簡建築師著手進行規劃及設計，並與院方討論各科室診間的空間需求、醫院動線。他曾多次與臺北陳勝傑結構計算師列席常務董事會做簡報。

一九九六年三月九日，東基常務董事會同意簡建築師所設計之建築藍圖，工程費高達新臺幣二億五千萬元。可惜後來因協同會總會於臺中召開年會，對東基經營有重大宣示而致計劃胎死腹中。為該項設計所投入的時間與人力難以計數，雖然如此，簡建築師感念東基對臺東的貢獻，以服事教會機構與奉獻的心，並未向院方請求任何設計費用。

二、東基救治我岳父簡偕得醫師牧師

一九八〇年母親節前夕，我岳父簡偕得牧師要陪伴我岳母王柔芹女士，前往臺東接受全縣模範母親表揚大會。看到我岳父因心肌梗塞而感到胸悶，岳母即刻為他打了一針強心劑。經過簡易處理後，以計程車送往東基就醫。

他在二樓護理站隔壁只能容納一個床位的加護病房接受治療。雖然東基醫護團隊已盡了力，但病況一直沒有好轉。只靠點滴及呼吸器維持微弱的生命現象，陷入昏迷狀態長達一週之久。有一次，病況相當危急，岳父面色轉黑，幾乎無脈搏及心跳。所幸，擔任護理老師的小姨子簡淑蕙在旁照護，她眼看情況不妙，呼叫醫師及護士前來急救。

譚院長與蘇輔道醫師合力施予電擊，仍然無效，就以拳頭在老人家胸部重重搥了幾下，才回復微弱的心跳。胸口重擊一次，身體就高高彈起。內人簡瑞蕙親眼目睹整個急救過程，把她嚇壞了，醫師也因搶救而滿頭大汗。雖然從死神手中搶回一條生命，但醫師判斷後表示，情況不甚樂觀，並暗示家屬儘早準備後事。

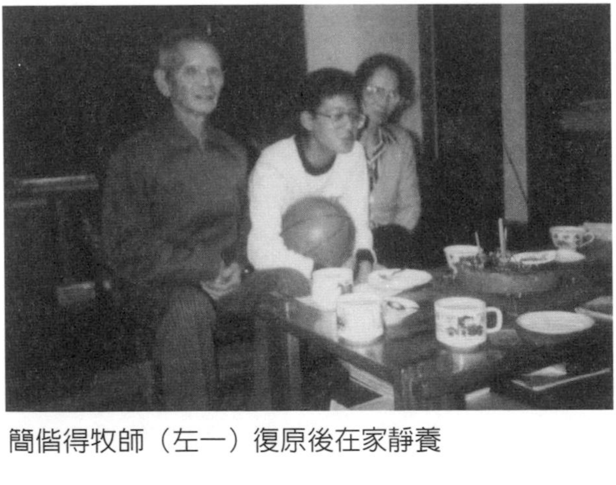
簡偕得牧師（左一）復原後在家靜養

一九八〇年五月十一日，長子簡安祥電告旅居美國的長女簡蘭蕙回國。擔任神職的二男簡安碩牧師[19]回成功教會拿壽衣。這時候吳若石神父[20]經過，看我在加護病房，問我究竟發生何事？我帶吳神父進入病房，他在岳父腳底用力捏了幾次腳趾頭，而後以肯定的語氣告訴我：「你岳父一定會好，因腳趾頭尚有反應……」說完他調頭就走了。

兒女們意識上帝隨時會召老人家回天家，心裡已經有所準備了。但從不輕言放棄任何救治機會的譚院長，仍帶領醫護人員迫切祈禱，求上帝聖手親自醫治祂忠心的僕人簡老牧師。

上帝果然與人同在。昏厥許久的簡偕得牧師開始微微啓唇地喃喃自語。最讓我們訝異的是，他竟在病榻上以微弱的聲音說出：「我的好友高俊明牧師[21]會

19 簡安碩牧師曾任職臺南善化教會、臺東新港教會，曾任臺灣基督長老教會東部中會議長。二〇一三年六月卅日退休回臺東南王定居。

20 吳若石神父係瑞士天主教白冷外方傳教會（SMB）會士，創辦足部健康法聞名全國。

21 高俊明牧師曾任臺灣基督長老教會總會總幹事，一九七一年十二月廿九日，以總會名義發表國是宣言，主張中央民代全面改選，並建議政府建設臺灣成爲新而獨立的國家，受國民黨政權政治迫害。

被判刑七年！」聽到的人都認為是胡言亂語。因他喜愛釣魚，在病床上的他，有時會斜著嘴唇，好像咬緊魚線，雙手並做綁魚鈎狀。這讓在旁邊看護的人莫不會心一笑。因此大家認為簡牧師這些舉動，都是陷入昏迷狀態時的幻覺。但是很多事均被他言中了！正如他所言，幾個月後，高俊明牧師以「藏匿逃犯」的罪名，被警總判刑七年入獄確定。

岳父在譚院長及東基醫護團隊細心照護下，住院近一個月就痊癒回家調養。上帝讓他多活廿年，享齡九十。我們大大讚美感謝上帝的憐憫。

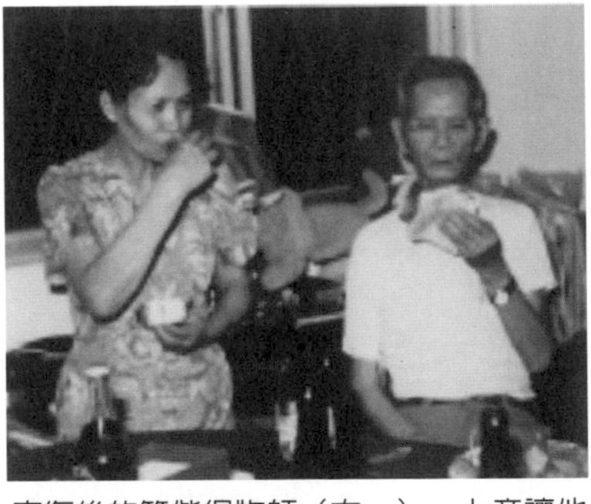

康復後的簡偕得牧師（右一），上帝讓他多活了廿年。

三、醫治簡蘭蕙女士手臂

一九八四年旅居美國亞特蘭大的大姨子簡蘭蕙女士，因左手臂扭傷延誤治療導致其肌腱萎縮，痛得幾乎無法動彈。美方判斷是罹患小兒麻痺。大人患小兒麻痺這種罕見的案例，在臺灣也發生過，例如臺東阿尼色弗兒童之家[22]一位美籍安娜小姐，四十多歲來臺才罹患該症，導致不良於行，半輩子靠電動輪椅代步。基於以下理由，我力勸簡女士回臺治療。當時我擔任馬偕醫院董事，在臺接受治療方便許多。若診斷確定簡女士是罹患小兒麻痺，東基譚院長曾爲三百多名小兒麻痺孩童治療，成果輝煌，譚院長正是最適合的醫師。若要復健治療，早期東基是臺灣後山唯一有足夠器材進行物理治療的醫院，其中許多復健器材及設備我曾參與開發製作。吳若石神父的腳底按摩正在臺灣風靡，他與我私交甚篤。臺東又有得天獨厚的知本溫泉可做水療，是療養的好地方。

一九八四年五月，簡蘭蕙決定搭機回臺，我到桃園機場接機，親眼看到她左手不能抬舉，連手肘稍稍轉動或被輕輕碰觸就痛得哇哇大叫。第二天到臺北馬偕就診，醫師說復健以外別無他途，但配合療程需要長期留住臺北。這點對

22 四〇年代臺灣小兒麻痺流行，由美籍宣教士在臺東創辦阿尼色弗兒童之家，收容罹患小兒麻痺之學齡孩童。

一個外地人是極其不便，且臺北的生活及醫療費用之高，對無參加健保的人是一大負擔，於是她毅然決定回臺東治療。我們與譚院長擬好治療及復健計劃後，就依既定計劃進行治療。我每天早上載簡女士去東基復健，做完復健後再接她回南王娘家。下午約三點，到南王稍作腳底按摩，並載她到知本溫泉。

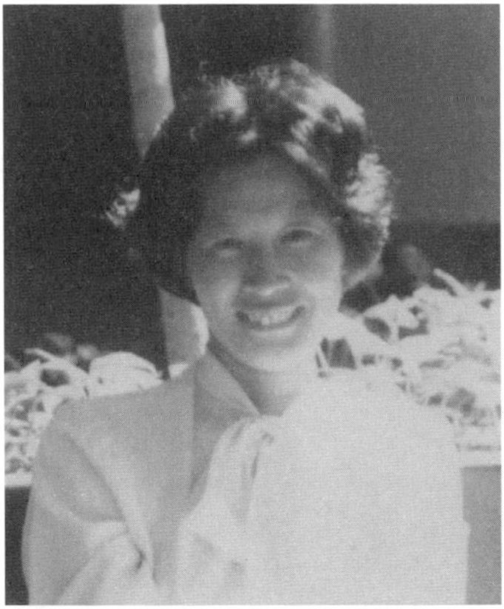

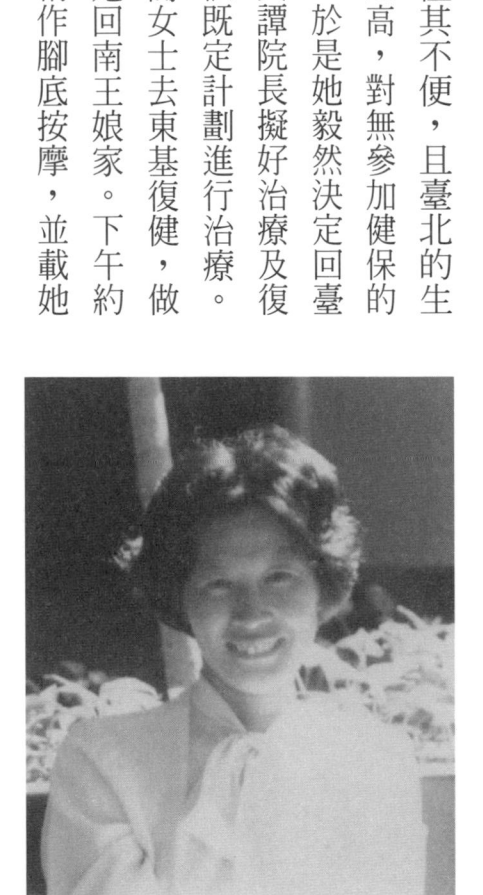

手臂康復滿懷感謝的簡蘭蕙女士

知本溫泉是民國初年發現的，經日本人開發並建造警察招待所。我讀臺東中學時曾參加棒球隊，爲鍛鍊體力，每週末長跑到知本溫泉，就在河邊挖一小池，做石牆堵住河水，調節水溫後便就地泡起湯來。知本溫泉水質屬鹼性碳酸泉，水溫約攝氏四十五～五十六度之間，對關節炎、腸胃、皮膚等有其療效。

治療期間，她每天在四面佛後面的露天溫泉泡湯，偶爾遇到吳若石神父，他教我們用手沾水拍打關節。若呈現瘀青現象就表示關節有問題，他說這個動作有如刮痧或拔罐的效用。

溫泉區分為熱、溫及冷水三個水池。仲夏，當大家都泡在冷水池裡沖涼時，每天卻會看到一對男女泡在熱水池中，渾身燙得通紅，汗珠直流。

有人好奇，問簡女士：「小姐，這樣不『燒』嗎？」

她回說：「水溫剛好！」

那人聽她這麼說，就信以為真地把手伸進水中，結果「我的媽啊！」地大叫出聲。

為躲避雷雨，池裡的人都走光了，我倆不為天候影響，依然泡在熱池中。濛濛細雨，水氣凝成一片薄霧，近樹、遠山若隱若現，宛如一幅美麗的圖畫，在雨中泡湯別有一番風味。日子一久，大家都認識了，管理員會自動為她調節水溫，讓她好好療傷。

據譚院長診斷，簡女士不是什麼小兒痲痺症，而是肩胛冰凍症（Frozen-Shoulder，又名五十肩），一般為扭傷後沒有即時治療所致。要醫治這久已僵化、萎縮的肌腱，除單靠物理治療及復健以外，還要以各種器材矯正，再配合電療、蠟療、熱敷、水療等來恢復肌肉彈性，其療程是長而痛苦，叫人難以忍受的。

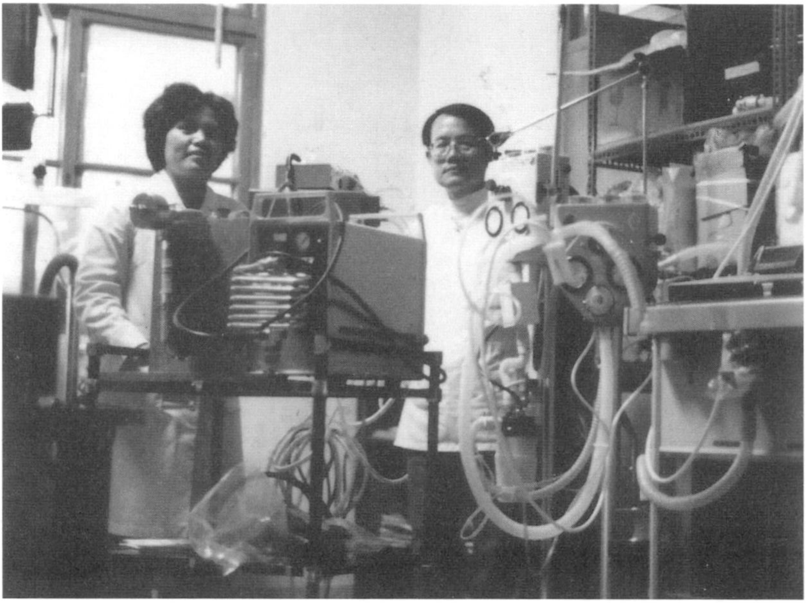

東基優秀的復健團隊與齊全的器材

譚院長擬好計劃交由復健師做物理及復健治療。爲使肩胛關節解凍，不得不注射一針類固醇後，立刻用力掰開拉緊的肩膀，疼痛的程度可想而知。其療程非常漫長，治療初期看不出立即的效果，但要有堅定的毅力與耐心持之以恆，切忌半途而廢，否則會前功盡棄。

復健師的態度對患者是很重要的，他會影響到患者治療意願。要對病患親切、熱忱，剛柔並用，且對患者多予安慰與鼓勵，絕不擺出一副不耐煩的臭臉。這點，東基的嚴春美（Ta-mi）

小姐及潘忠明先生功不可沒。凡到東基治療的人都感受到他們待人親切，是充滿愛心的基督徒，堪稱東基優秀的物理治療師。

簡女士一時感覺療效有限，且受家庭因素的困擾，情緒常陷入谷底。有幾度萌生放棄治療的念頭，但嚴小姐及潘先生不斷給她安慰與鼓勵，不厭其煩向譚醫師討教檢討復健方法。經過五個多月，終於有了百分之八十的復原。

皇天不負苦心人，終於看到簡女士的手臂漸漸有了起色，心裡感到無限的安慰，我陪伴她走出這段陰霾。

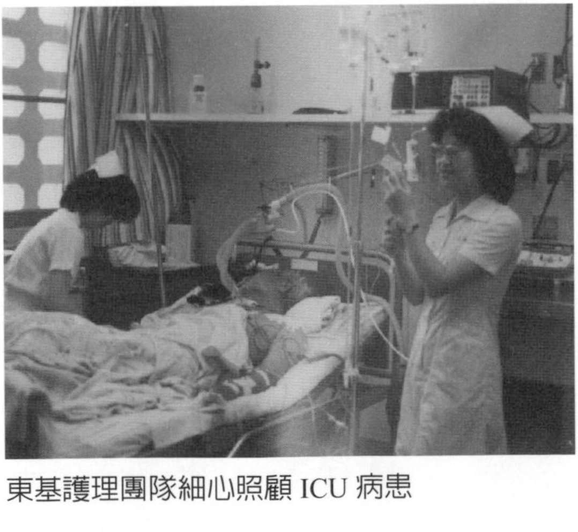
東基護理團隊細心照顧 ICU 病患

如今，簡女士的手臂不但可以高舉，肩膀也可以自由旋轉，手部亦擺動自如，她終於高高興興回美國，準備與家人團聚過聖誕佳節了。

肆、上帝的呼召

一、發揮專長

我歷經五年籌設的臺東馬偕紀念醫院於一九八七年七月落成啓用了，且我所敬重的錫質平神父[23]辭世後，次年我結束卅載的教鞭生涯，離開公東高工到西部工廠另謀發展。

之後，相繼在臺中工業區大將作[24]公司、桃園平鎮工業區松華公司[25]、臺北優美集團楊梅廠、苗栗銅鑼工業區駿興工業[26]等公司，擔任總經理或技術顧問等要職。從事家具設計、開發、行銷，整頓工廠負責經營管理，並住進工廠，以工廠爲家與員工一起生活，期望在極短時間瞭解公司文化、人事管理及財務狀況，好又快又準大刀闊斧，短期間革新內部沉痾，扭轉乾坤，使企業轉虧爲盈。

爲了開發新產品，經常南北奔馳尋找協力工廠。但工作再繁忙，我每週必定駕車回臺東與家人團聚。約八年時間開車來回東西部，在高速公路、在南迴公路，常看到許多怵目驚心的車禍，但上帝保護我一路平安，不曾發生過事情，這一點我要感謝上帝！

二、工廠配置自動化生產線

一九九一至一九九三年，在苗栗縣銅鑼工業區駿興工業的兩年期間，我每天在工廠超時工作。它原是一間鞋廠，後來鞋廠遷往大陸。我看好輕便之組合式家具的未來性，計劃進軍大陸市場，遂引進日、德、意等先進國家的自組框架組合機、數位截板及鑽孔機等精密機械，配合自動化生產線，開始生產 DIY 家具，同時與日本白井產業株式會社[27]技術合作。其生產之快速，可媲美一部印

23 錫質平神父（Hilber Jakob, 1917-1985），瑞士聖加倫（St. Gallen）人，一九五三～一九八五年在臺東縣宣教，創設公東高工、培質院，一九五三～一九六一年任臺東天主教白冷外方傳教會（SMB）會長。

24 臺灣第一家發展系統板類家具的工廠。

25 臺灣生產美耐敏板（Decora）及工作檯面的工廠。

26 引進自動化機械生產空心板（Flashy）結構之家具工廠。

27 日本靜岡縣生產空心板類家具聞名。

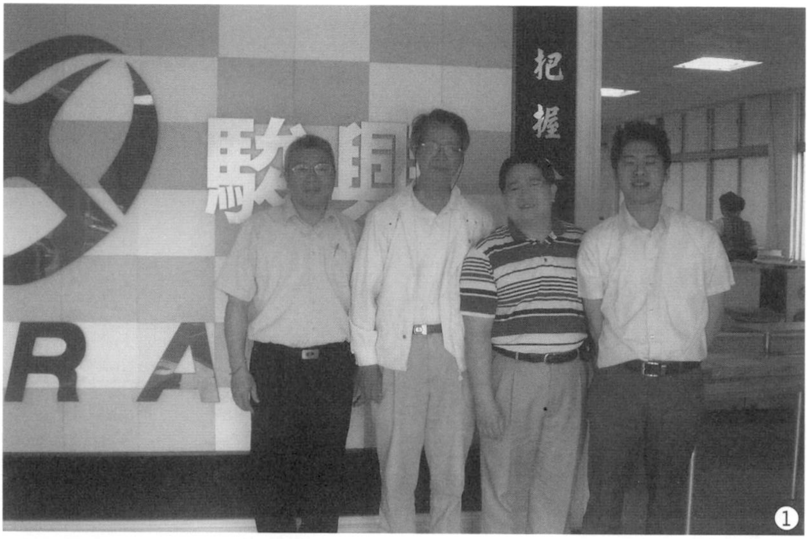

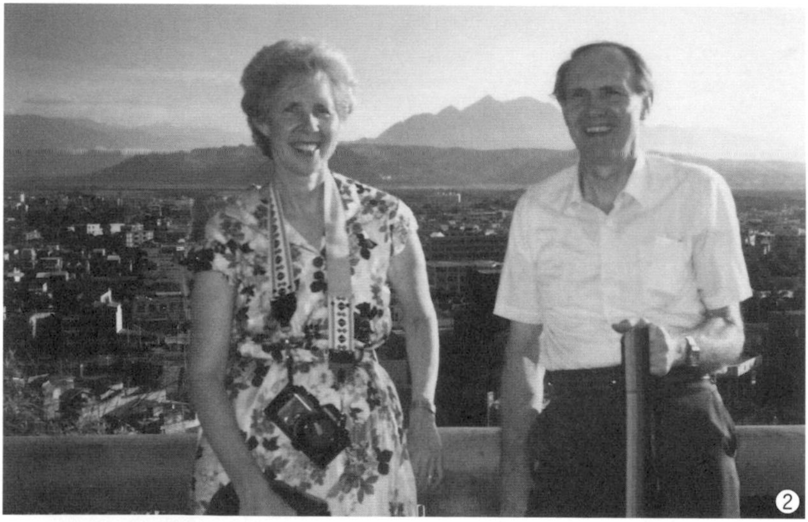

①駿興工業由王董事長公子王辰元先生（右一）接任，他曾在加拿大讀高中及大學，語言能力很強。

②即將功成身退的譚院長夫婦

刷機，採取「多量多樣」取代傳統的「多量少樣」生產模式，製作式樣多變化的家具。銅鑼鎮是一個客家村莊，鎮上處處還可看到一群婦女在清澈的溪旁洗衣服這種農村風情。前來工廠應徵者多是中年婦女，剛開始她們連圖面符號、長度單位都不懂，但經過幾次講解及演練後，個個就能上線操作機械，她們的工作能力，比起男性員工毫不遜色，連日本技師看到她們操作及調機的敏捷都目瞪口呆，對客家婦女的聰明、能幹佩服得五體投地。我每天要親手繪製工作圖直到深夜，才足以應付快速的生產線之用。

三、罹患帕金森氏症

一九九三年九月，在臺北舉行第卅二屆國際技能競賽。我擔任門窗木工職類國際裁判[28]，在執行評審任務中，覺得雙手會不停戰慄，平衡感不佳，故利用空檔到臺北馬偕醫院檢查。醫師說是長期勞累、睡眠不足、過度用腦等等，認

28 筆者爲該國際組織（IVTO或World Skills Competition）資深門窗木工職類國際裁判（Experte）兼國家教練，我國選手屢獲金牌揚名國際。

定我有輕微帕金森氏症狀，勸我充分休息，服藥控制病情。

每天沉重的工作壓力，讓我晚上輾轉反側。半夜醒來，我會一個人在辦公室工作，這種情形是稀鬆平常的事。

競賽結束舉行頒獎典禮，郭金發[29]選手榮獲門窗木工組金牌。大家到處找我要向我報告好消息，我卻偷偷跑到醫院。當醫師宣告我罹患帕金森氏症時，頓時晴天霹靂，我感到萬念俱灰，於是毅然辭去工作回臺東。我立刻跑到寶桑天主堂找吳若石神父，他請了一位名叫安娜的原住民婦女為我做腳底按摩治療，我在家靜養，也時常抽空到知本溫泉泡湯。

四、譚院長的心情

我在家養病期間常在陽臺整理盆栽。譚院長每天到醫院工作走捷徑必經過我家門前，他常笑顏向我揮手。

譚院長聽說我收集不少五顏六色奇麗的貝類，擺滿自己設計的獨一無二的餐桌。某天晚上，譚師母就帶兩位孫女來我家看貝殼，她們興致勃勃，對奇形怪狀的貝類嘖嘖稱奇，並對上帝創造的宇宙萬物之美，無論形狀及顏色都讚不絕口。沒過多久，譚院長夫婦專程來訪。譚院長帶來十三根約十五公分長的大鐵釘，他先在茶几擺上一根主釘，其餘鐵釘則釘頭左右交錯騎在主釘上，最後主釘小心翼翼往上一提。這些左右交錯的釘頭相互鉤住，狀似斜的屋頂。他一本正經說明這招數的大道理，他說：「大家要像這些鉤住的鐵釘，互相支持，團結在一起才有力量，好為貧困的弱勢族群服務。」《聖經》說：「萬事相互效力，叫愛神的人得著益處。」（《羅馬書》八章廿八節）

他又語重心長地對我說，他打算告老還鄉，照顧年邁母親。但政府要求東基董事會從協同

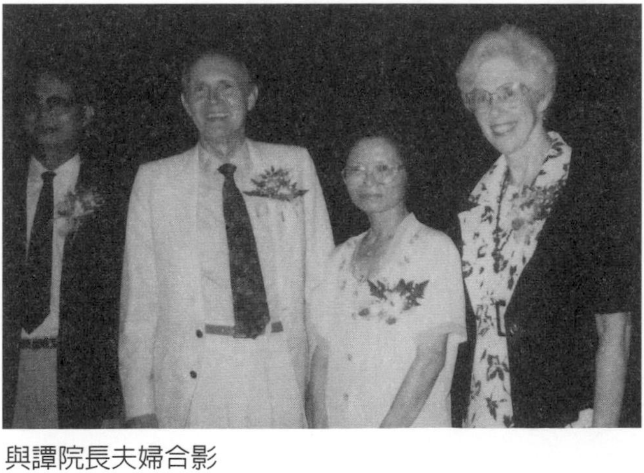

與譚院長夫婦合影

29 臺東人，榮獲國際技能競賽門窗木工金牌，保送國立師範大學工教系畢業，目前任教東石高工。

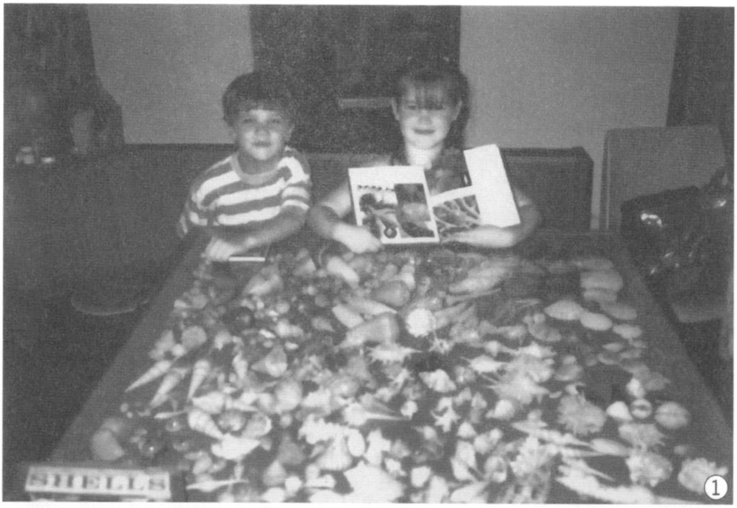

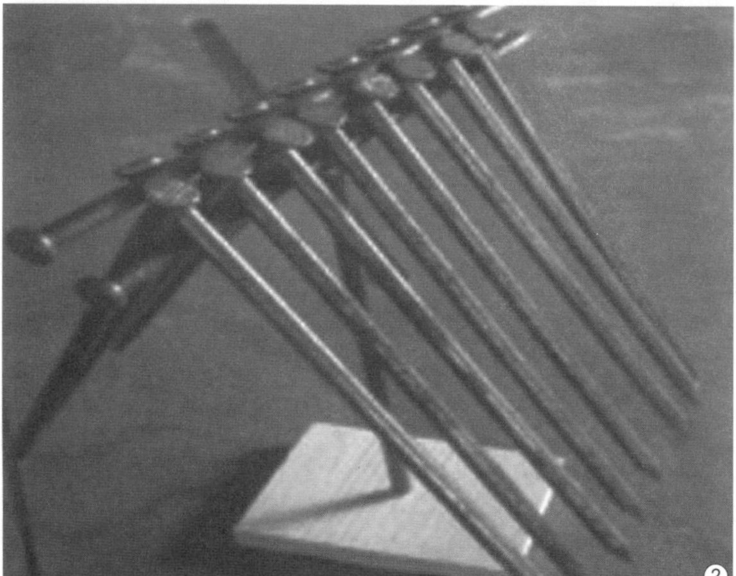

①譚院長孫女欣賞筆者收集的貝殼

②譚院長用這些鐵釘比喻東基同工，要團結度過難關。

會差會獨立出來，辦理獨立財團法人之補正，全民健保勢必實施，他擔心一手創辦的東基前景。他要借重我曾籌建臺東馬偕醫院的經驗及經營管理專長，邀我加入東基董事會關心醫院的未來。他給我時間考慮，希望我能接受他的請求。我經過一週縝密思考後，欣然接受他的邀請。

這次應邀擔任東基董事，與當時擔任馬偕董事有著全然不同的心境。我知道這是上帝美好的安排，其中必有祂的旨意。我當以謙卑順服的心接受祂的呼召，懇求祂的憐憫。

我一再強調籌設臺東馬偕醫院是大時、地利、人和與地方努力的結果。倘若沒有上帝的引領開路，只靠個人的力量是不可能成事的，但我表示願接受主的召命。

五、家人聚少離多

幾年來我在外地拚命工作，置自身健康及家庭於不顧。事業正飛黃騰達之際，同業甚至封我是臺灣木業界的「唐吉訶德」，不料，我罹患帕金森氏症，莫非是上帝在警告我，要我懸崖勒馬，愛惜身體，尊重生命？身體是敬拜上帝

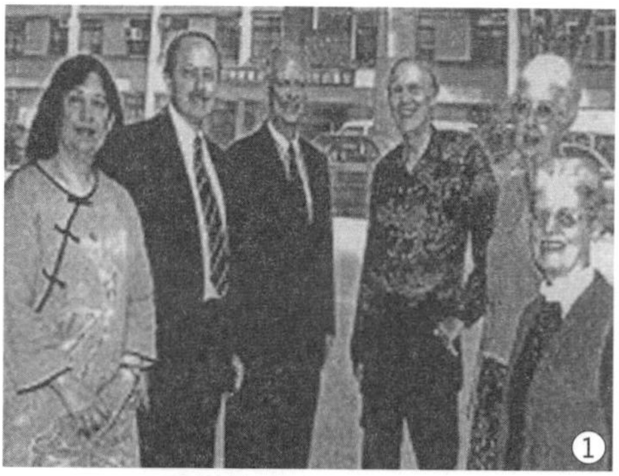

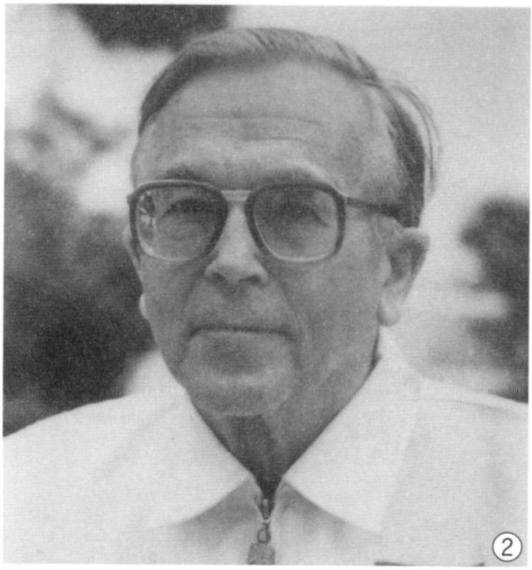

①東基醫療奉獻獎群英；左起：安醫師、蘇醫師、龍醫師、譚院長、德教士、耿教士。

②公東高工創辦人錫質平神父（P. Jakob Hilber）。1917年10月7日生，1944年4月9日晉升司鐸，1946年6月6日往中國北平傳教，1953年10月來臺東。

心靈的殿，焉能不珍惜它！

我曾帶著自己開發的電腦桌，到美國芝加哥一年一次的盛會國際家具大展（High-Point）[30]展出。並像空中飛人似的，一週內由臺灣飛往芝加哥、亞特蘭大、聖何西等地拜訪顧客接訂單，最後，在舊金山病倒被送進醫院急救。住院中聽到蔣經國過世的消息。

我在臺中工業區工作時，長子黃哲彥[31]就讀臺南神學院，那年他在東海大學修課，後來赴日就讀東京神學大學；在銅鑼工業區工作時，次男黃哲弘[32]聯考考進中山醫學院，一年後赴美就讀米蘇里大學專攻電機工程，留下內人一人獨住臺東。

一家四口聚少離多，幸好張玉兒小姐前來臺東工作，她陪伴內人，我們很感激她。我回來臺東養病至少可與內人團聚，這一點更要感謝主！

上帝要我向東基宣教士們看齊，他們無怨無悔奉獻一生最寶貴的年華給醫療資源匱乏的臺東，例如：一九四六年來臺東倡導「全人護理」的德樂詩宣教士；一九七二年舉家來東基擔任外科醫師，從未支領薪俸的蘇輔道醫師；一九七八年曾前往越南宣教的「臺東小兒科之父」龍樂德醫師等人。他們不求名利，離鄉背井從美國來到臺東，一生以行醫傳福音，服務貧困民眾爲志業。看到他們

30 頗具盛名的全球家具設計家發表作品的盛會。

31 日本東京神學大學修士，曾任臺灣基督長老教會山腳教會牧師、玉山神學院及新竹聖經書院講師。現任職臺灣基督長老教會總會。

32 米蘇里大學電機碩士，新竹科學園區聯電研發工程師。

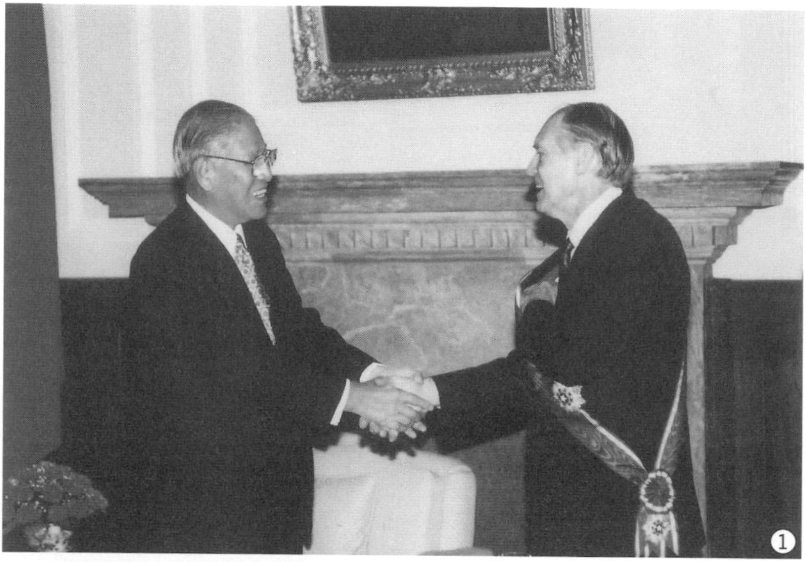

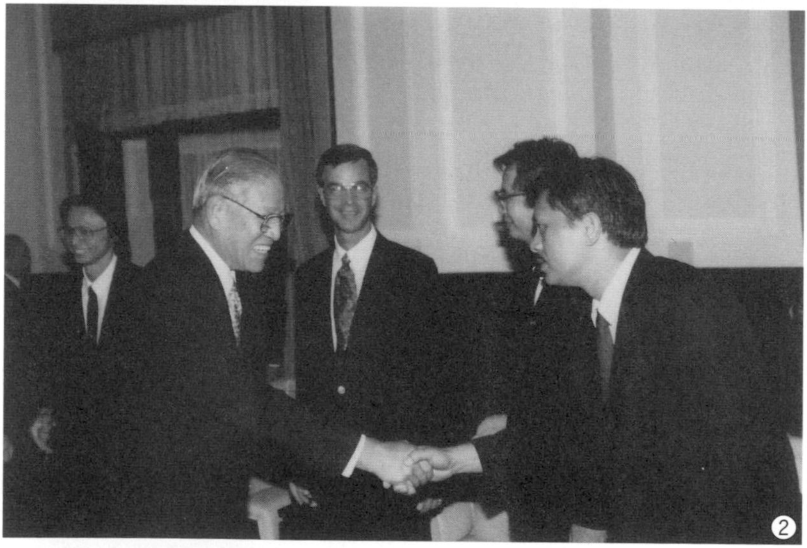

①譚院長接受李總統登輝頒授勳章

②譚院長接受李總統勳章，筆者以董事身份應邀觀禮。

犧牲奉獻的精神，我沒有理由婉拒譚院長對我的期待。

《聖經》說：「人若賺了全世界，卻賠了生命，有何益處？」我帶著懺悔與羞愧的心，回應上帝的呼召接受譚院長的邀請。

伍、東基全盛時期

一、醫療奉獻獎與東基

一九九三年，譚維義院長、蘇輔道醫師及德樂詩教士同時榮獲第三屆醫療奉獻獎。臺灣醫界沒有一個醫院，同時有三人榮獲該獎項的記錄吧！早在譚院長之前，一九九〇年龍樂德醫師亦獲頒第一屆醫療奉獻獎，隨後有耿喜音宣教士獲頒第九屆，及小兒科安芳蓮醫師[33]也獲頒第十屆醫療奉獻獎。東基是榮獲該

33 安芳蓮醫師（1943-2007），留學德國伯昂大學醫學院。父親是廣東人，母親是西班牙裔美國人，二〇〇七年二月十九日癌症病逝於加拿大，享年六十四歲。

獎最多人的醫院，彼時也是東基蓬勃發展的時期，大大榮耀了主名。

一九九四年，我擔任東基董事那年，譚維義院長旋即獲頒臺東縣榮譽縣民。十年前（一九八四年七月廿三日），蔣聖愛縣長頒贈臺東縣第一位榮譽縣民，給瑞士天主教白冷外方傳教會傳教士：公東高工創辦人錫質平神父。錫神父爲臺東縣民長期付出，卻沒有照顧好自己健康，罹患攝護腺癌過世。十年後（一九九四年），鄭烈縣長代表臺東縣民頒贈第二位該項殊榮給美南差會的美籍醫師：基督教醫院創辦人，功成身退的後山天使譚維義醫師。其實錫質平神父及譚維義醫師，早已把自己當臺東人了！隨後，李登輝總統也親自頒發紫色大綬景星勳章，給這位象徵人道醫療的譚維義醫師。

總統代表國人對他長年服務東部弱勢族群表示感謝，這也是全國第一位得此殊榮之民間人士。

很榮幸，我能以董事身份受邀前往總統府觀禮。記得，頒獎完茶敘時李總統手指著我，向大家說：「我曾幫這位黃先生蓋臺東馬偕醫院，把國防部土地捐給馬偕。」我驚訝他超強的記性。日理萬機的他，十五年前的事還記得這麼清楚，令我佩服萬分。

一九九三年以前是東基的升平盛世，也是東基命運的分水嶺，從此，東基進入不平的坎坷路途。

二、社會役的構想

總統府頒勳章儀式完後，前來祝賀譚院長伉儷的人很多，其中厚生會立委們，洪奇昌、黃明和、高資敏等人，於臺北來來飯店宴請譚院長伉儷。成亮董事與我，很榮幸應邀作陪。

在飯局中，談起信奉耶和華教的青年們，因爲信仰的緣故，寧願連續被判刑入監服牢役，也不去服兵役。他們對信仰如此堅定不渝，叫人不得不佩服。爲了人道理由我們向厚生會立委們建議：國家應仿傚德國制度，尊重宗教信仰自由，應特別爲自認服兵役有違反其教義者，立法制訂一套所謂的「社會役」，讓他們能以社會工作代替服兵役。若能如此尊重人民宗教自由，臺灣才算進步的民主國家。若有國防上的需要，不妨也訂個「國防役」，讓有這方面專長者，轉服國防役，以其專業報效國家。

建議雖然獲得熱烈迴響，但政府有關單位經過數年的研擬，經立法院通過的竟然是一個不倫不類的「替代役」。這個替代役與當初的立意和精神有很大落差。我戲說：「政府做事慢半拍不要緊，最後還總是變調子！」例如本來各級機關學校團體之傳達室、臨時雇員等人，全部被役男所替代，造成更多人失業。難怪當下失業率節節升高，這就是名副其實的替代役所造成的結果，眞夠天才！

陸、東基的衰退時期

一九八七年臺東馬偕醫院（簡稱東馬）落成啓用後，東基面臨莫可奈何的威脅。對床數四十三張規模的小醫院，從經營面來看是不符合經濟效益的。東基又礙於設備及專科醫師，無法處理重症病患，如心臟外科、腫瘤科、腦外科、精神科等之重症患者，只好轉往臺東馬偕醫院求診。

譚院長的仁心仁術雖令人信賴，但對於一床難求的問題，東基還是無法解決，這點譚院長是很清楚的。我籌設馬偕臺東分院時，他斬釘截鐵對我說：「臺東的確需要一所大型綜合醫院，東馬與東基都是教會醫院，只要彼此不惡性競爭而能相互幫助，合力傳福音，對臺東人總是件好事！」

一、在地化的重要

一九八九年，協同會差會和東基聯袂邀請，退休的美國醫院管理專家柏德生（Bruce Bredeson）先生，擔任東基行政管理院長職務。在醫院是好醫師，但不一定是好管理師。東基名聲如日中天，院務興旺時期，才意識到醫院行政管理的重要。若能即時亡羊補牢，積極栽培後進，或許爲時不晚。俗語說：「錯誤的政策比貪汙還要嚴重。」高層的決策影響東基未來發展，至深至遠。

我擔任公東高工校長時的第一要務就是在地化。積極栽培本校畢業生，送往德國進修回國後取代來自瑞士、德國的外籍老師。醫院不能「在地化」才是東基由盛世走向衰微的主因。

馬偕醫院自羅慧夫院長[34]時代即扶植醫院管理泰斗張錦文先生，吳再成院長

34 羅慧夫（Dr. Samuel Noordhoff），美國人，一九五八年應馬偕醫院院長夏禮文（Dr. Holleman）聘請，於一九五九年來臺接任馬偕醫院院長。是生命線、臺灣第一個加護病房、灼傷中心、唇顎暨顱顏中心創始人，也是唇顎顱顏整型外科泰斗。

時代儲備年輕醫管人才，如黃佳經[35]、蔡宏恩[36]、張文成[37]、黃秋宗[38]等人。鄰縣的花蓮門諾醫院，在六〇年代就刻意栽培高明仁、呂信雄[39]等人，讓他們有機會到美、加等國修習醫院管理，回國後接掌醫院。

二、錯誤的雙院長制

醫院管理是一門日新月異的科學，雖然自認不擅長行政管理的譚院長，豈能接受一位退休的海外專家擔任醫院管理院長，並創下臺灣醫界「雙院長」制之先例？我不信聰明的譚院長會不懂箇中道理？相信他會接受這違反常理的決策，必有難言之苦衷。東基不能自主及在地化，才是譚院長最無可奈何的！

自醫療法通過後，東基在辦理「財團法人補正」的過程中不難看出端倪，差連董事會討論並決議通過的組織章程草案，都要呈差會開會討論議決通過，差會再呈美國總會簽署，否則不能算數。類似這種層層關卡的行政運作，是所有教會事業機構的通病吧！宗教團體是最不懂、也不會尊重專業，但最擅長操控機構的組織。長老教會豈不是如此嗎？建立及尊重體制固然重要，但不尊重專業、反以體制之名操控專業，才是機構發展的最大阻礙。一句臺灣諺語說得好：

「一隻鳥，放開手，怕牠飛走；捉在手，又怕牠被捏死。」

自一九八九年後的五年期間，頗具爭議性的雙院長制搗亂東基的指揮系統，破壞一向合作無間的東基傳統。結果造成行政效能低落，衍生結黨弄權，相互排斥的惡風。這些年來東基幾乎在內耗中自傷元氣，所以東基的衰微，絕非導因於馬偕醫院來臺東設分院這種單一原因。

三、蘇輔道醫師承受苦杯

一九九四年譚院長功成身退，由蘇輔道醫師接下東基第二任院長職務。當時東基因內部及外在問題，醫院營運開始惡化，財務每況愈下。他上任東基院

35 黃佳經，前馬偕行政副院長，專長醫院管理，目前服務天主教耕莘醫院。
36 蔡宏恩，擅長醫院管理，目前服務奇美醫院。
37 張文成，馬偕醫院行政副院長，襄助黃俊雄院長。
38 黃秋宗，馬偕臺東分院總務主任。
39 呂信雄，曾任門諾副院長，經該院董事會推薦赴加拿大進修醫院管理。目前任臺東基督教醫院院長。

長時，沒有張燈結綵，沒有舉行任何慶祝儀式，更談不上喜幛花籃，賀客盈門。他就這樣孤孤單單為主的原故甘心赴湯蹈火，走馬上任了。

蘇醫師是一位很有愛心的外科專科醫師，自從譚院長回國後，他身兼骨科門診及外科手術醫師二職。他為病患徹夜操刀，這在他的手術經歷裡是很稀鬆平常的事。他的日子幾乎都在開刀房度過。我不忍心地看他拖著疲憊不堪的身軀走出開刀房，空著肚子挨房巡視病患，又要接著處理瑣碎的院務。特別是層出不窮的人事糾紛，其工作負荷可想而知。

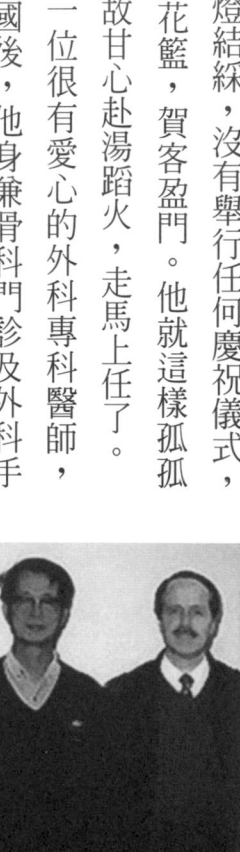

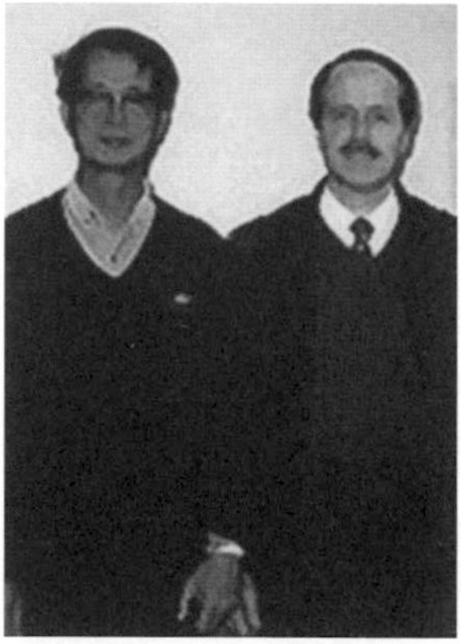
筆者與蘇輔道醫師合影

蘇院長明知此時此刻接下的職務是個吃力不討好的差事，他卻不惜賠上個人聲譽，勇敢面對經營失敗的危險。身為耶穌門徒的他，默默承接這個苦杯，背負沉重的十字架，試圖挽回頹勢。

一九九五年，全民健保正式實施，政府法令規章朝令夕改，對不諳中文，事事要靠翻譯的蘇院長，無法充分掌握政府醫療政策及醫療市場趨勢。東基重大決策之取捨，權責又不在董事會及院長，差會及美國總會才是最後的決策機構，故東基無力面對競爭激烈的醫療市場，因應政府醫療變革帶來的衝擊，是理所當然的。

四、董事會的運作

我是長老教會信徒，首次參加協同會附設醫療機構的董事會，有一點不自在。董事中外國宣教士居多數，會議全程以英語發言。英語我不很靈光，但有一位荷蘭籍牧師以德語與我討論。所幸，董事中有一位我初中的英文老師高明仁[40]長老。他曾在美國研習醫院管理，且擔任過門諾醫院正、副院長等要職，他擔任東基董事是最適合的。但我非醫療背景，擔任醫院董事有點怪怪的。

我向上帝默默禱告：「主啊，祢知道我是回來養病的，但東基如今面對如此嚴酷的生存競爭與挑戰，庸庸碌碌的我能爲東基做什麼？它，若是一間家具工廠或技藝學校，我可以就我所知，盡我能力所及，提出具體有效的改善方案

40 高明仁長老是花蓮美崙長老教會會友，早期師大英語專修班畢業，民國卅八年筆者初中一年級時的英文老師。

讓它起死回生。但我不屬醫療圈內的人，完全是個門外漢。主啊，請祢饒了我吧。」

但《聖經》說：「就如身子是一個，卻有許多肢體；若全身是眼，從哪裡聽聲音呢？」（《哥林多前書》十二章十二～十七）

是的，每一個人的恩賜不同，職份也不同。若把董事會看成教會的服侍，每一位董事都有他的專業，各司所職，各盡所能，在東基發揮教會醫院的功能，達成醫療傳道的神聖使命。我禱告：「若這是祢的旨意，我願成爲土的器皿，爲祢所用，即使我非醫療人員。」

東基董事會之運作、醫院管理及經營，其模式全然不同於馬偕醫院。起碼馬偕董事會全程以母語（臺語）發言，我可以充分表達意見，對不合公平正義、違反信仰良知的事，我可以堅持己見，甚至堅決反對到底。當初臺東馬偕醫院的興建，豈不是在我堅持之下誕生的嗎？可是，這次擔任東基董事，心態上認爲自己不過是位客卿。

董事會開會中，我全神貫注聽取宣教士們的對話，但經冗長討論卻看不到具體的行動。犯下教會機構「議而不決，決而不行」的通病。在競爭激烈的臺灣社會，東基若再不做出積極有效的因應措施，雖然是教會醫療機構，遲早也會走上被淘汰的命運。沒有執行力的企業，即使是教會醫院，又何來競爭力永續經營？

柒、東基面臨挑戰

一、嚴重的離職潮

一九九〇年，東基開始進用正規學校畢業生。她們為擁有專業證照或略諳英語的主內弟兄姊妹，自然比老員工容易晉升為管理階層或接近管理核心，如擁有留美碩士學歷的財務主管邱方夏[41]女士、葉郁如[42]小姐，護理部主任鄧萍華[43]

41 邱方夏女士，留美碩士，專長財務管理，熱心愛主，現任國小英語老師。

42 葉郁如女士，留美碩士，專長財務管理，後來在新竹科學園區擔任美商財務主管，現在旅居美國。

43 鄧萍華女士，東基護理部主任，專攻老人照顧，獲護理碩士，現在旅居美國。

小姐，負責健保業務的徐碧貞女士（後任職署東，負責健保業務）等，皆是一時之選。然而自一九七五年頒布護理師法，規定擁有合格證照者始可執行業務後，已在東基服務多年的護士、醫技人員，因無合格專業證照，工作權無法受到保障，隨時面臨被解僱的命運。生存備受威脅，心生恐慌，因此許多慕名而來東基服務的新同工受到無端排斥，新舊員工之間的衝突層出不窮。

最可惜的，院牧部未能扮演和解角色，不適任的人事主管，處理類似事件不能中立。部分宣教士又不能客觀以對，把私誼和公事混為一談，常不明就裡挺身而出，直接跳上第一線。在這種不當介入的影響下，惡意的耳語與謠言滿天飛，同事相互攻訐，造成弄權結黨之歪風甚囂塵上。更諷刺的，我曾接到黑函，同工之間流傳所謂的「四人幫」等等。東基在內耗中被劃下一道無法癒合的刀痕，使上帝醫院之聖名受傷蒙塵。東基從此一蹶不振。

滿懷使命的新血輪，深感留在東基無法施展長才，無法協助東基度過困境，反而捲入內部紛擾中，心靈深受創傷，無奈紛紛求去。

此時柏院長和德教士，大力推薦會說一口流利英語的林先生出任要職。很不幸的，這位柏院長倚重的接棒人，無法善盡溝通角色。柏院長銳意改革期間，在決策的執行上難免受到阻力或誤會，特別在解決部門之間的爭執，不能戒愼謹言，圓融處理，化解紛爭，反而引發不可收拾的局面，使一向和諧的東基面臨永無安寧之日。

用人不當使東基傷痕累累，在短短兩三年之間，十幾名核心幹部及擁有證照的護理人員相繼辭職。抱著滿腔熱血及使命感的本國醫師，像骨牌效應般掛冠而去；其中婦產科官翰琳醫師就是一個例子。我雖使出渾身解數出面慰留，甚至透過官媽媽，也無法改變他堅定的辭意。

一九九五年，因官醫師離職東基隨即關閉婦產科，嬰兒室也因無婦產科醫師被迫關閉。自一九七八年龍醫師開設的小兒科，雖有十七年歷史也相繼關閉。而失去施少偉醫師之骨科專業後，復健室也不得不結束了。急診及甫開幕不久的牙科也關閉了。於是門診、急診、住院等醫療收入銳減，從此，東基雖具醫院之名，卻無醫院之實了。

二、醫療法的影響

一九九四年我擔任東基董事以後，看到雙院長制多頭馬車造成指揮系統的混亂，錯綜複雜的人事紛擾，院舍設備設施之陳舊簡陋，宣教理想及現實的矛盾，內部沉痾日漸浮上檯面。又因政府實施全民健保，並相繼頒布護理師法及醫療法，嚴格實施護士、醫技及專科醫師的專業證照制度。主管機關限期要求東基由「宗教法人」補正為「醫院法人」，宣教士們又一一告老還鄉，顯然東基正面對內外交迫的嚴峻情勢。特別是醫護人員、核心幹部相繼離職的風潮，住院及看診病患不斷流失，院方也無法提出立即有效的對策。醫師離去與病患流失造成的惡性循環，醫療收入自然銳減，東基多年來積蓄的老本也慢慢虧蝕。

八〇年代，宣教士在臺灣各地以醫療傳道為使命所興建的教會醫療院所，無論是東基、屏基[44]、恆基[45]、門諾或天主教醫院，都面臨共同的問題，就是醫院規模過小、院舍陰暗設備陳舊、醫護人力不足，醫院之經營策略和管理在地化，及宣教理想與社會現實的矛盾等等，已到了必須重新檢討與評估的時刻。醫院重建或轉型要做果斷抉擇，否則就會走上關門大吉的窘境了。

東基除少數行政及護理人員外，所僱用的原住民員工，大多數是畢業於未經立案的護士學校後，如芥菜種會開辦的，或醫院自行招考所培訓出來的醫技人員。健保制度正式實施後，這些非正規學校畢業的員工，因不具有政府認可的合格專業證照，無法再執業。在這種法令限制下，無疑給東基致命一擊，東基於是陷入困境。

三、醫療分級與轉診

健保實施後，衛生署爲撙節醫療資源，依醫院規模大小實施小醫院看小病，大醫院看大病的醫療分級及轉診制度。在這種醫療政策變革下，臺東醫療被分爲三級：臺東馬偕醫院及省立臺東醫院列爲「區域醫院」，東基及天主教臺東聖母醫院被列爲「地區醫院」，私人診所及醫院爲「一般醫院」。很清楚，東基已被定位爲地區醫院，其專科醫師陣容、醫療設施及設備、收費標準、健保

44 基督教行道會美國差會宣教士白信德醫師，於一九五三年七月租屋創辦「畢士大診所」。一九六三年七月醫院大樓完工，更名「基督教醫院」。一九八二年挪威協力會邀中華路加傳道會（CCMM前身）合作經營。一百多床的屏基爲當時屏東的地區醫院。

45 北歐芬蘭醫療士跨洋過海來臺，居所取名「土倫貝沙」（Tuulenpesa，風之巢）。一九六七年成立恆春基督教診所，一九七九年中華醫藥傳道會（CCMM，中華路加傳道會）接手經營五十年。

給付，都比區域醫院遜色許多。醫療轉診制度限制東基只能處理一般內外科、小兒科、婦產科、骨科及慢性病等病患。至於心臟外科，如心臟手術、心導管；腦外科，如腦手術、腦血管及嚴重腫瘤或癌症化療等，礙於昂貴的醫療設備及專科醫師陣容，東基需把這些不能處理的病患轉介區域醫院。

故東基應即時調整腳步，改變經營策略，未雨綢繆，提早做「走入社區」的準備，掌握社區居民之慢性病患客源，守護社區居民健康，一樣可以達成醫療傳道的使命。

四、政府的NPO政策

民國八十四年譚院長告老還鄉時，政府爲加強對財團法人的管理，頒布一項新政策，將財團法人區分爲兩大類別：

（一）「公益」財團法人：如各項基金會。

（二）「特別」財團法人：

（1）如私立學校設「私校法」以規範之，其主管機關爲教育部。

（2）私立醫院設「醫療法」以規範之，其主管機關爲衛生署。

（3）宗教寺廟、教會等設「宗教法」以規範之，其主管機關爲內政部。依各自的事業主管機關設立標準及監督準則加以監督管理。

財團法人屬非營利組織（NPO），我國對非營利組織之設立，採雙軌制。其設立需經三個法定步驟：

（一）捐助人或發起人需向主管機關申請設立許可。

（二）財團法人需設立專款帳戶。

（三）向地方法院辦理公證及登記。

若獲得主管機關許可，該組織始具「合法立案」，但需完成法院設立登記後，才具有「法人地位」，這就是所謂的雙軌制。具合法立案及法人地位者，始能至國稅局申請該組織之統一編號，獲得免稅或減稅待遇。

「撤銷許可」及「勒令解散」，是主管機關監督管理財團法人的最後手段。財團法人違反規定或有不法行爲時，主管機關通常會祭出勸告、糾正、限期改善或董事會改組。若規定時間內未見有效改善，主管機關有權做出撤銷許可或勒令解散等處分。

若法人組織（財團或社團法人）一旦主動或被動宣告解散，該法人組織之資產必依其捐助章程之規定歸屬地方政府，然後向法院聲請法人之解散登記。

臺東基督教醫院過去是以「宗教法人臺灣基督教協同會附設臺東基督教醫院」的名義，向主管宗教法的內政部申請設立，政府要求臺東基督教醫院必依「特別財團法人」的規定重新補正，其主管機關將由「內政部」變為「衛生署」。

其實東基董事會於一九九四年（民國八十三年）醫療法頒布實施前，已經著手研擬「財團法人臺東基督教醫院董事會捐助暨組織章程」。到一九九六年（民國八十五年）止，全省尚未完成董事會補正的教會醫院為嘉基和東基。衛生署醫政處採取強硬手段，限期於當年十二月卅一日前辦妥補正手續，否則予以吊銷執照處分。

這次衛生署態度之所以如此強硬，據了解是導因於臺安醫院[46]爆發的事件。以宗教法人型態經營的基督教安息日會附屬臺安醫院，因代表教會的董事會（管理者或資方），和代表醫院的院方（經營者或勞方）意見相左，發生罷診事件和鬧出院長雙胞案，轟動全國。

鑒於臺安醫院罷診事件時，當下的主管機關名義上是內政部，但內政部根本沒有能力處理層出不窮的醫療糾紛或作出處分，因此修法制定特別財團法人，要求各教會醫療院所補正爲獨立財團法人，以醫療法規範之。

醫療法對教會醫院最大的衝擊是，補正後的財團法人必須照一般所得法，將盈餘全數繳納稅金，所提供之勞務、貨物等所得亦將課稅。日後若經營不善倒閉，將無條件由政府接管，這也是教會醫院不願補正的原因之一。

接受主管機關的管理、監督與評鑑，迫使醫院經營管理制度化及提升醫療品質。且評鑑績優醫院可獲得政府補助獎勵，這對醫院何嘗不是利多於弊的積極與正面的措施？

但教會醫療院所，大都由不習慣政府官療體系的外國宣教士以醫療傳道爲目的而設立，如今要面對「本地化」及競爭日趨激烈的臺灣醫療市場，這非改

46 基督復臨安息日會創辦，一九四九年由上海遷來臺北。由米勒耳博士負責籌劃興建，一九五五年正式開幕，一九八六年在原址興建醫療大樓擴充爲四五〇床。一九九四年經衛生署評鑑，晉級爲「區域教學醫院」。

變經營模式不可的前景讓人心生憂慮。

早在一九九三年前，東基已研擬「捐助暨組織章程」草案準備改制，但其草案由外國宣教士撰稿，再翻譯成中文。而外國人的思考模式畢竟有別於國人，文化差異及不諳政府法規或公文處理等侷限性，草案經董事會逐條討論修改，進度之進行不免牛步化。土地、不動產等要從財團法人臺灣基督教協同會（又稱差會）名下逐筆移轉，辦理變更、過戶、登記在財團法人臺東基督教醫院名下。此項手續之繁雜，曠日費時。擬好的草案送差會再轉呈北美總會同意，其主控權不在東基，責任非東基單方面所能擔負的。

衛生署於民國八十三年十一月十日，以衛署字第八三〇七〇七四八號，及臺東縣衛生局八十三衛三字第〇九〇五五號來函，正式要求前設立之宗教財團法人附設醫院，應依醫療法之規定補正為「財團法人醫療機構」。

東基於民國八十四年二月十八日，召開八十四年度第一次董事會，議案第十條議決如下：

（一）本院同意依醫療法規定補正為「財團法人醫療機構」。

（二）但本院係協同會美國總會屬下之附設醫療傳道機構，故該項手續需經財團法人臺灣基督教協同會，於十一月舉行之宣教士年會提案議決通過，並送請美國總會簽署生效，前後需二年，請院方去函衛生署備查。該決議，院方以東醫字第八四〇一五號函覆臺東縣衛生局，轉呈衛生署核備。

民國八十五年一月廿七日，召開東基八十五年度第一次董事會。該次董事會正好總會顧問團（即協同會醫務評鑑小組）蒞臨指導。

議案第四條：有關「財團法人臺東基督教醫院捐助暨組織章程」案，經過全體董事深入討論。議決通過「財團法人臺東基督教醫院捐助暨組織章程」，並正式透過馬文．紐沃主任向美國總會提出。

東基又於民國八十五年十二月十八日（東基醫字第八五一五五號文），以本院面臨轉型之際，又鑒於醫護人員徵募頗爲困難，故仍需評估，爲符合當地民眾之需求爲由，行文衛生署申請同意補正財團法人案展延一年，至八十六年十二月卅一日止。

衛生署於同年十二月卅日，以衛署醫字五〇七一一三一號函同意東基所請。

捌、帶領東基走入社區

東基被定位爲地區醫院，應未雨綢繆及早走入社區爲上策，爲社區的好厝邊做好準備。

我於一九九五年創立臺東縣新生社區發展協會，擔任首任理事長，並敦聘東基院牧李明福傳道爲協會總幹事。他是基督教浸信會傳道者，曾在綠島開拓教會多年，潘忠明先生爲會計，他是東基復健師。

我指導撰寫計劃案，尋找政府及社會資源，爲掌握社區高齡病患的客源，營造東基成爲社區健康的守護者，承先啓後醫療傳道之路。

一、舉辦青少年籃球鬥牛賽

成立新生社區發展協會的第一件事，乃是舉辦第一屆社區青少年三對三籃球鬥牛比賽。以提倡社區青少年正當休閒活動爲由，撰寫一份洋洋灑灑的計劃書，向社會局申請經費。臺東縣政府主辦，里長服務處暨新生社區發展協會承辦，臺東基督教醫院協辦進行籌劃，出乎意料，報名極爲踴躍。在短時間就有

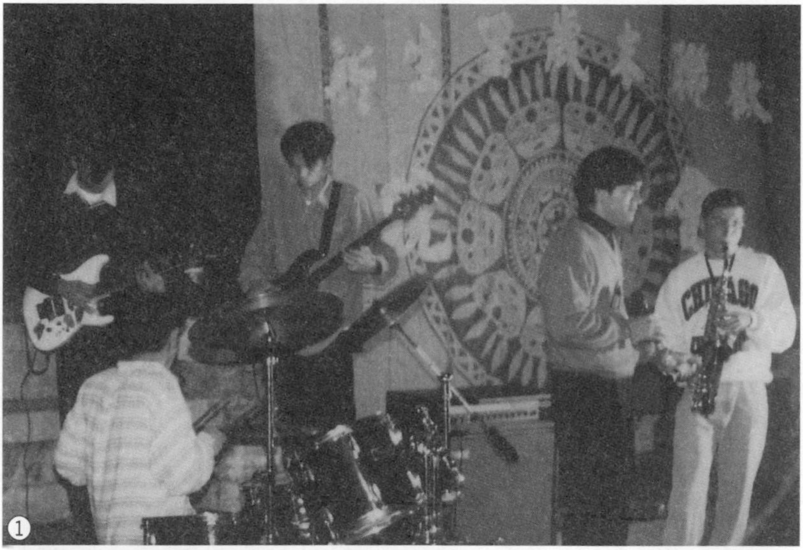

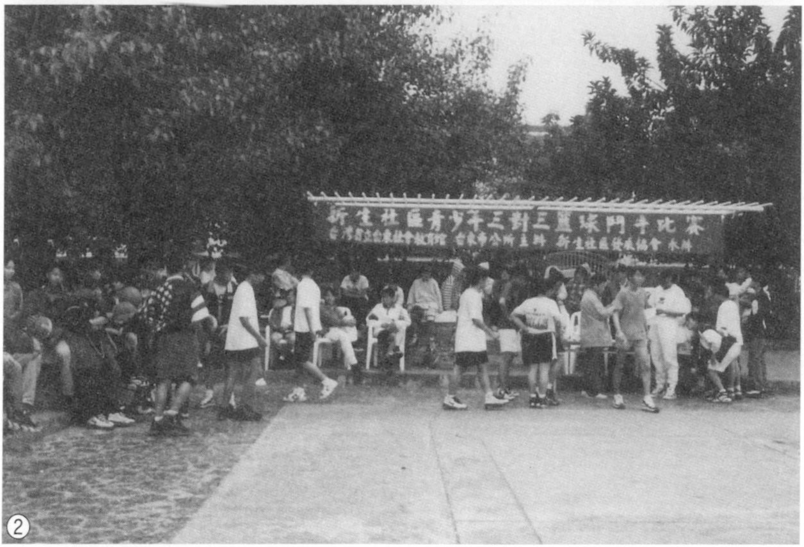

①東基舉辦社區歲末聯歡晚會

②與新生社區發展協會合辦青少年三對三籃球賽

三〇〇多位青少年自組一〇〇多隊報名參加。我們聘請中小學體育老師擔任裁判。

在兩座社區公園半場小型球場舉行競賽。利用學校放學及週六、週日下午，持續一個多月的熱烈競賽，社區居民聽到的此起彼落的歡呼加油聲，把整個社區炒熱起來。

是年年底，也在社區公園舉辦一場歲末聯歡晚會，由社區青年組成樂團與居民聯歡。最令人難忘的是，菲律賓女傭第一次走出社區與居民歡唱，她們在異國唱起家鄉歌曲，稍解鄉愁之情。同時，也激起我的回憶，想起在歐洲留學時思鄉之情景。社區居民對東基提倡正當娛樂，關心青少年之舉，深表認同，反應極佳。

二、籌辦社區活動日，點燃「和平樹」

一九九七年是國際志工年，爲慶賀立法通過志願服務法，在縣府社會課莊國信課長協助下，新生社區發展協會與東基合作，首次舉辦全縣「社區活動日」，並宣揚「國際志工年」的意義。鼓勵臺東縣各界組織志工團，服務鄉里，同時慶賀陳建年先生當選臺東縣長。我向市公所提出「社區總體營造，城鄉新風貌計劃」，在文化中心廣場矗立號稱臺東第一高的景觀環保聖誕樹。我向臺東工商團體發動勸募，募得廿多萬元經費，並借重公東高工焊接技術，架設十五公尺高的聖誕樹鋼骨。親往臺北新莊工廠選購聖誕飾品，並邀請基督教晨曦會福音戒毒村弟兄佈置聖誕樹。

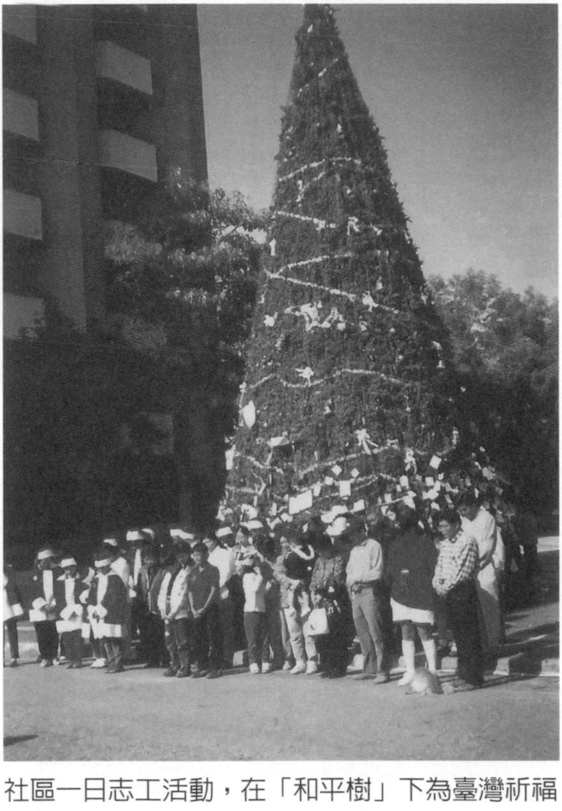

社區一日志工活動，在「和平樹」下為臺灣祈福

一九九七年十二月十三日，正式舉行隆重的點燈儀式。在兩千多位市民的期待下，點亮了約一萬多珠的小串燈。大放光明的那一剎那，市民們齊聲歡呼，

姜俊夫[47]老師指揮新生國中管樂隊，演奏動聽的聖誕歌曲。有母子攜手在這棵樹上繫上一張張的「許願卡」。有的人祈求臥病的親朋好友早日康復；有的人祈求學業進步，身體康健，事業發展，闔家平安幸福。甚至有人把結婚照掛上，祈求婚姻、家庭幸福美滿。我敲響「愛心鑼」，爲關懷獨居老人募款。透過行動教育孩子，從小學會關心別人，是一項深具教育意義的活動。我爲安排一場「寒冬送暖」的節目，向老五老基金會募得一批冬季襪子、帽子、背心、圍巾等，當聖誕禮物分送獨居老人，使老人家過個好寒冬。同時鼓勵教會會友騰出這一天當「一日志工」，陪同社區愛心媽媽把熱騰騰的飯包及聖誕禮物送到獨居老人手中。

在火樹銀花及優美的管樂演奏中，把溫馨的時刻帶到最高點。我將這樹取名爲「和平樹」，祈求世界和平，希望激烈選戰後，臺灣社會更和平、民主、幸福、進步。從此，每年十二月臺東都矗立主題景觀聖誕樹，例如：一九九八年的主題取名爲「生命樹」，呼籲大家尊重生命，保護森林；一九九九年的主題取名爲「關懷樹」，響應「國際老人年」，感念長青老人養護中心的動工，並關懷九二一大地震受難者。記得大地震發生時，我向平日節衣縮食的社區愛心媽媽發動勸募，在很短幾天內，她們把私房錢都貢獻出來，共得廿幾萬元，做爲賑災之用。又經同意，將慶祝杭州街大圳溝加蓋工程竣工之六十萬元活動經費，挪去賑災。

二〇〇〇年主題再次取名爲「和平樹」，跨越新世紀，盼望世界永無戰爭，和平降臨全地，人類永享太平。

正如聯合國牆上所描寫的詩歌：

將刀打成犁頭，把槍打成鐮刀，

這國不舉刀攻擊那國，他們也不再學習戰事。（《以賽亞書》二章四節）

二〇〇八年，我以慶祝瑞士天主教白冷會外方傳教會在臺東開教五十週年慶，爲感念該會會士在臺東所做的貢獻，重新申請動用於一九九九年挪去賑災之經費來矗立「感恩樹」。我配合市公所自聖母醫院、天主教辦事處到更生教

47 姜俊夫，曾擔任臺東縣立新生國中音樂老師。

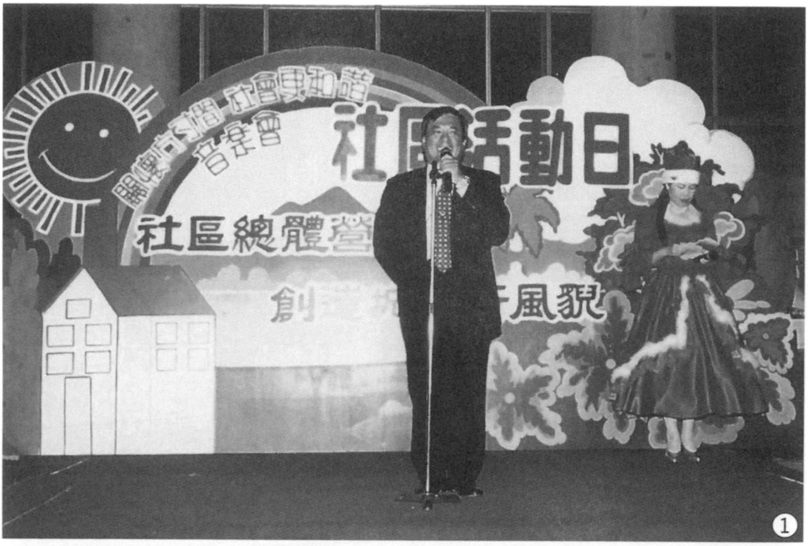

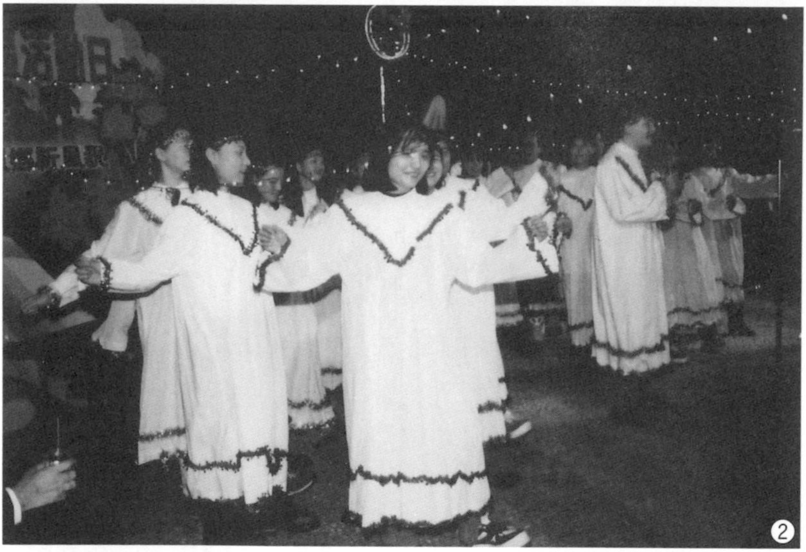

①縣長當選人陳建年先生致辭

②東基同工在社區活動日表演

會前的路樹、牆面，以霓虹燈及小串燈裝飾布置，使這條馬路五彩繽紛，星光閃閃，美不勝收。每週六及主日晚間，把這段路規劃成徒步區，在路中央架設野臺，提供各教會聖歌隊、青少年團契表演話劇、獻唱詩歌，並主辦「聖嬰馬槽」製作比賽。街頭表演、露天咖啡座、聖嬰馬槽展示，把活動推到最高點。每年矗立大型聖誕樹變成臺東市的一大特色。

三、舉辦臺東首屆「看護工」[48]訓練

鑒於臺灣經濟日趨繁榮，公共衛生普及，醫療科技發達。又傳染病有效控制及出生率降低，一九九三年九月，臺灣步入世界衛生組織（WHO）所定義的高齡化社會之林，即六十五歲以上老年人口占總人口比例達七％。值得注意的是臺灣人口的老化，遠較歐美國家快速。依一九九七年經建會統計資料，當年臺灣六十五歲以上人口已超過一百六十萬人，占總人口的七．五％；該會推估於短短廿五年後，臺灣老年人口將增到三百七十萬人，占總人口之十四．六八％，

48 係老人安養機構早期所使用之名稱，又有人稱「護佐」，目前統一稱呼為「照顧服務員」。

即老年人口增長一倍，其速度之快幾近世界之冠。反觀鄰近之日本，老年人口由七%增到十四%要歷時廿四年，但日本政府早在卅年前就做好準備了。英國、德國，歷時四十年。美國七十年、法國一百三十年、瑞典八十五年。換言之，可供臺灣人因應社會快速老化的準備時間非常短促，僅有短短廿五年。如果政府不加緊妥善處理，必然帶來社會極大的衝擊。

隨之而來的是有關老年人的長期照顧問題，引起衛生署及內政部的注意。在一次會議中聽到一位醫師報告，臺北市某家立案老人安養中心，收容七十位臥床老人，僱用兩個彪形大漢。他們每天的工作就是將老人抬到浴室；一個拿水龍頭，一個拿刷子將老人身上的汙穢沖刷乾淨，再抬回病房。其餘時間任憑老人蜷縮在室內一隅，無法得到最起碼的照顧，無品質及尊嚴可言，未來臺灣將成爲「老人地獄」的縮影昭然若揭。

我與成亮董事對東基的未來深感憂慮，常常討論如何挽救東基。聽他說，一九九八年初埔里鎮公所邀請埔基及暨南大學社會政策研究所，接受衛生署委託辦理高血壓防治、婦女乳癌及子宮頸癌的防治。一起設計志工培訓課程，積極展開埔里健康社區營造工作。基於下列原因，我撰寫「看護工培訓」計劃，向勞委會職業訓練局申請經費，委由東基辦理本縣首次看護工訓練。想透過本計劃爲臺東縣高齡化未雨綢繆，儲備看護工，且爲東基員工找出路，轉任安養機構擔任老人看護工作，延續其護理專業的職業生涯。（一）結合東基醫療資源與新生社區發展協會共同營造健康社區工作；（二）協助東基轉型或扮演好地區醫院的角色。

很榮幸地，獲得職訓局核准在東基開辦該項訓練班。我們依職訓局頒布的訓練規範編排課程，聘請東基醫師、護理師爲講師，辦理臺東縣第一屆長期照顧人力培訓工作，報名參加的皆是東基員工。換言之，它是包班開課的「在地知識」之構想。不料，衛生局醫管課接獲護理公會檢舉，院牧李明福接到衛生局發出立刻停止開班的命令。理由是看護工一詞，有個「護」字，已違反「護士法」，侵犯護士權益。我不加理會，反駁說：「我們沒有醫療行爲，僅講授老人養護知能。況且全國職業分類是職業訓練局訂定的。護理公會應識大體，好好查看職業分類『看護工』一詞。何況教導社區居民量血壓，預防腦中風並無犯法！」以新生里郭里長爲例：他有高血壓，雖有水銀柱血壓器，但不會使用。東基藉由看護工訓練，培養與居民健康息息相關的社區保健及老人照護等知能，

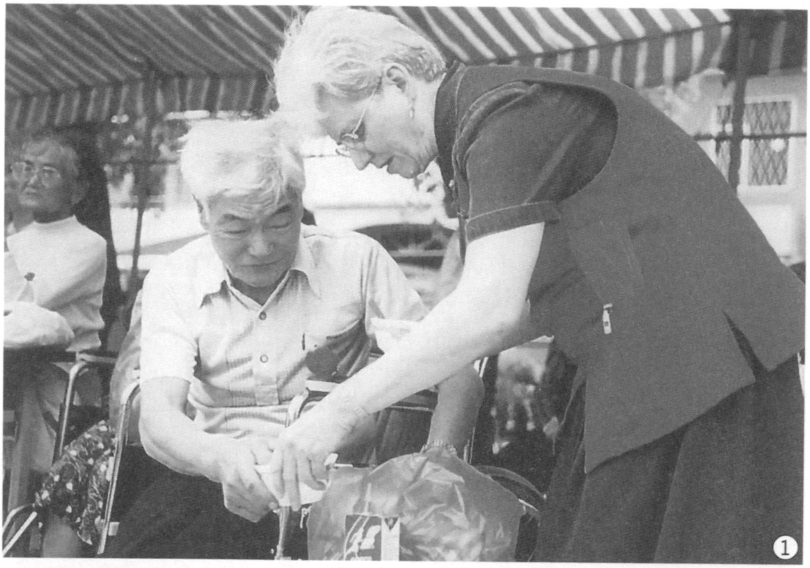

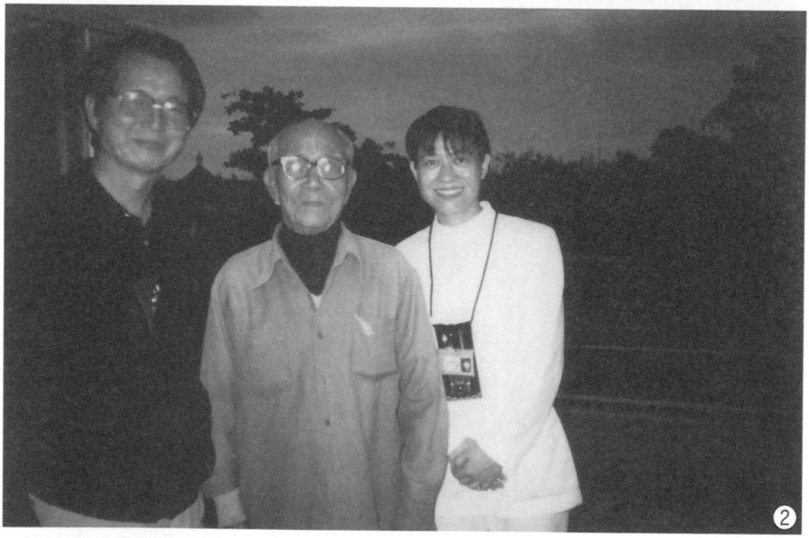

①醫療奉獻獎得主耿喜音教士服事社區獨居老人
②關懷因糖尿病截肢的獨居老人的孫宜珍護理師（右）

配合政府積極推動社區總體營造連結社區人力與醫療資源，解決高齡化社會面臨的問題，難道有罪嗎？

若只是因有一個「護」字就違法，那請取締地方法院，因法院觀護員豈不是有「護」字？中華路一家「護」膚中心做色情行業爲何不取締？何況本項訓練計劃經費是職訓局核准，故仍依計劃繼續進行。

結訓時每位學員燒一道美味可口的菜餚，全體學員聚餐慶祝，使結業典禮熱鬧非凡。我們邀請縣府衛政及社政各單位首長觀禮，這場鬧局最後圓滿收場。

四、申請安妮

我也以新生社區發展協會名義，向全國聯合勸募中心爲東基申請造價不低的一尊「安妮」。它是訓練心肺復甦術（CPR）用的模型。東基積極投入社區健康管理，提出計劃申請經費補助。感謝主！計劃經審查順利通過，東基獲得經費補助購置一尊安妮，便利訓練員工的心肺復甦術。

五、推動人力時間銀行

我申請一批經費在臺東縣宣導「防老五寶時間銀行」的新觀念，呼籲大家重視臺灣社會即將面對人口結構快速高齡化所帶來的危機。連結民間與政府力量，整合醫療保健與社會福利資源早日規劃老人生涯，共同營造健康老年人社區，鼓勵居民關懷社區老人。於是組織社區志工隊，率領協會與東基辦理獨居老人送餐服務及居家照護，奠定東基走入社區服務的基礎，博得社會極高評價與肯定。

記得，我推動老人送餐服務，經東基院牧羅源順牧師協助下，利用下班時間挨家挨戶訪視原住民聚落，完成豐原、豐榮、豐谷、建農等里都市原住民獨居老人田野調查。我與孫宜珍護理長及耿喜音宣教士在下午一齊做居家服務，關懷貧病交迫的獨居老人的健康。東基廚房製作營養午餐，由蕭傳亨及鄭富賓先生，每日專車把熱騰騰的飯盒及熱湯，運到鄭州街工作站，再由社區愛心媽媽頂著大太陽，風雨無阻分送到獨居老人手中。東基同工對獨居老人所做的貢獻令人激賞。

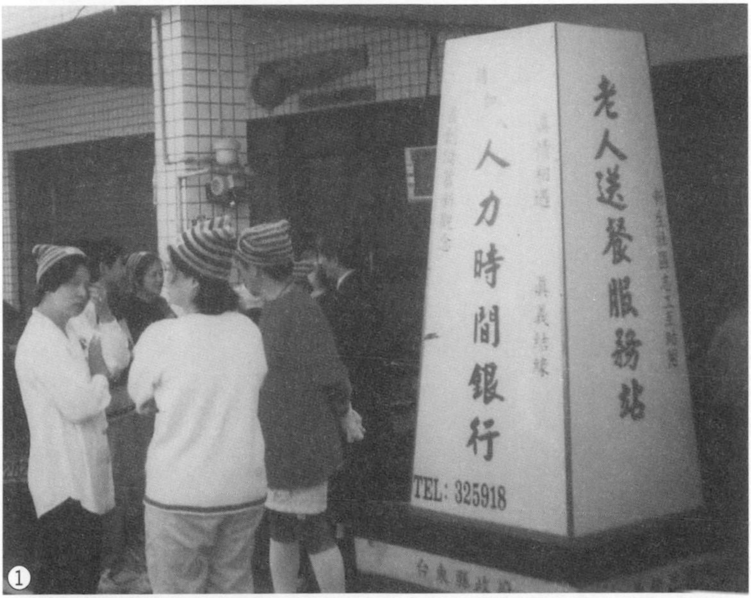

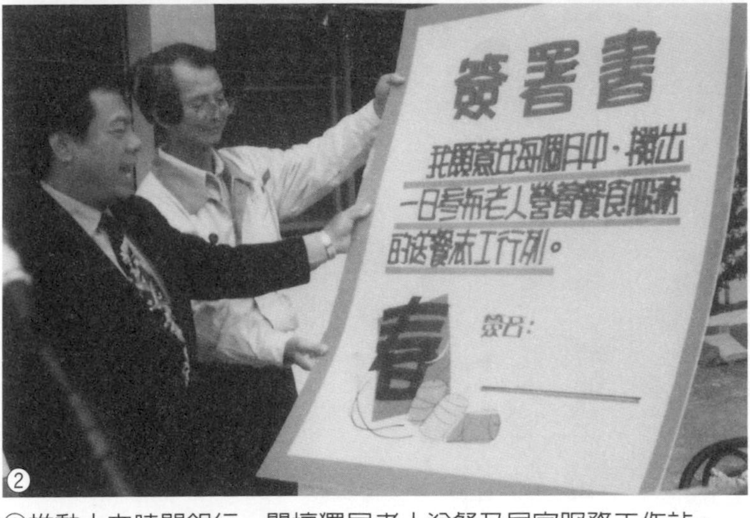

①推動人力時間銀行，關懷獨居老人送餐及居家服務工作站。

②陳建年縣長簽署一日志工宣言，並允諾每月至少參加送餐一次。

六、辦年貨、吃尾牙

新生社區發展協會提出「關懷老人歲末圍爐」活動計劃，向甫當選議長的吳俊立先生募得一筆經費，與東基共同承辦一次別開生面的陪伴社區老人過新年，到大潤發辦年貨後，在臺東老人會館圍爐，吃尾牙。我們結合更生教會、富岡漁會、長濱衛生所、新生社區愛心媽媽，及送餐服務隊等民間志工團體參與。

二〇〇〇年元月十七日早上八點半，送餐服務隊志工陪同社團專車，挨家挨戶迎接獨居老人來更生教會集結。記得東基羅源順牧師做完晨更禮拜後，再開一部醫療巡迴車來。他扶失明及患有心臟疾病的老人跨越馬路帶進教會。我質疑：「其他人不載來，偏偏載這兩人。勉強帶他們出來，不擔心他們的體力？」後來才明白他不放棄的原因。羅牧師學耶穌的榜樣，寧可放下九十九隻羊，也要翻山越嶺尋找迷失的那一隻小羊（《路加福音》十五章的故事）。他說：「萬一緊急時，有巡迴車隨時可派上用場！」我也發覺一位去大陸探親時中風，回來後遭惡妻遺棄的老人沒有上車。

我不顧開車時間已到，與林永勝執事帶輪椅開車去接他。當我們拉開鐵捲

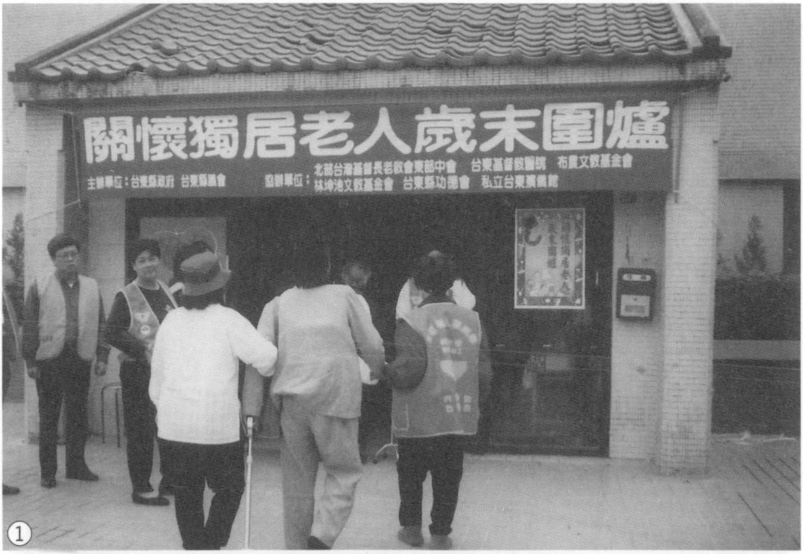
關懷獨居老人歲末圍爐
主辦單位：台東縣政府 台東縣議會
協辦單位：北部台灣基督長老教會東部中會 台東基督教醫院 布農文教基金會 台東縣功德會

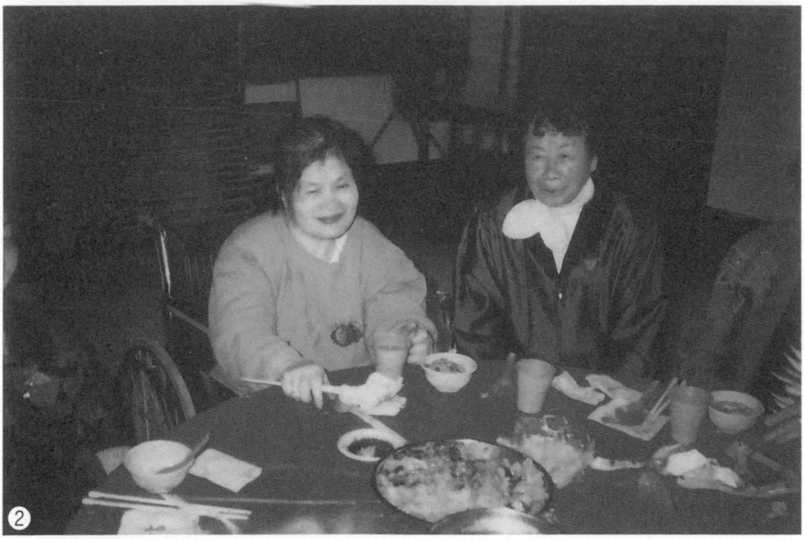

①陪伴獨居老人辦年貨吃尾牙活動

②盛裝參加圍爐的獨居老人

門，就有一股尿騷味撲鼻而來。我們衝上陰森森的二樓房間，告訴老人來意時，他感激得放聲大哭。我們經過一番安撫，他激動的情緒平靜後，我們扶他下樓，直奔大潤發。我們除租一部巴士外，共派出五部九人座車子，動員四十多位志工，載六十位老人，浩浩蕩蕩開往大賣場。在入口處每位老人發給一千元禮券，由志工陪同採購年貨好過年。我看到推車裡大包小包的、應時的年貨及老人們興奮的模樣，內心感到安慰，快樂盡在不言中。接著我們帶老人到老人會館享受一頓豐盛的尾牙。這是我一生難忘的一天，從此臺東縣每年都舉辦此項活動。

這些東基同工，在醫院最艱難的時刻，共體時艱，群策群力，爲東基走入社區及未來發展鋪路做出非常大的努力。願上帝保佑他們！

七、身心機能活化研習會

新生社區發展協會配合老五老基金會推動防老五寶運動，除認養社區仁七街公園，維護公園環境及資源回收外，每天清晨也在這個社區公園和婆婆媽媽一齊健身、做早操、跳土風舞，灌輸老年要有硬朗的「老身」，多和鄰里互動，結交「老友」的新觀念。提醒老人不要因健康不佳而倒下，造成兒女負擔，本身也無尊嚴可言等，面對老化早做心理建設。有幸認識吳清桂[49]女士與福樂多社會福祉事業的張經理。有一天他們來拜訪，討論引進日本加賀谷式音樂療法及身心機能活化等課程與運動，在臺東推動的合作計劃。埔基在九二一災區推動該項活動，關懷老人，成效良好。

我與埔基愚人基金會林麗雪[50]執行長時有聯繫，並向福樂多購置手指棒、槌球、賓果遊戲、溫熱墊等器材，在長青養護中心給老人使用。並募得兩部汽車，加

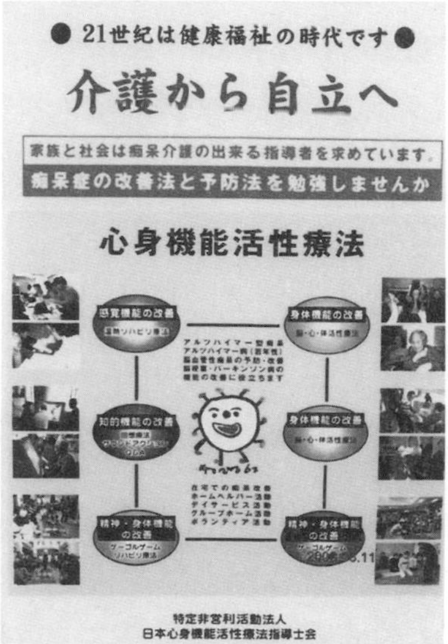
● 21世紀は健康福祉の時代です ●
介護から自立へ
家族と社会は痴呆介護の出来る指導者を求めています。
痴呆症の改善法と予防法を勉強しませんか
心身機能活性療法
感覚機能の改善
身体機能の改善
知的機能の改善
身体機能の改善
精神・身体機能の改善
精神・身体機能の改善
特定非営利活動法人
日本心身機能活性療法指導士会

引進日本小川真誠推動的身心機能活化運動，可以減緩老人老化的速度，是筆者推動防老五寶的一環。

49 曾擔任臺北馬偕醫院護理長，留學德國，後在瑞典、加拿大老人院工作，係臺灣長期照護專家。

50 臺北馬偕醫院前護理部主任督導，現任埔里基督教醫院行政副院長。

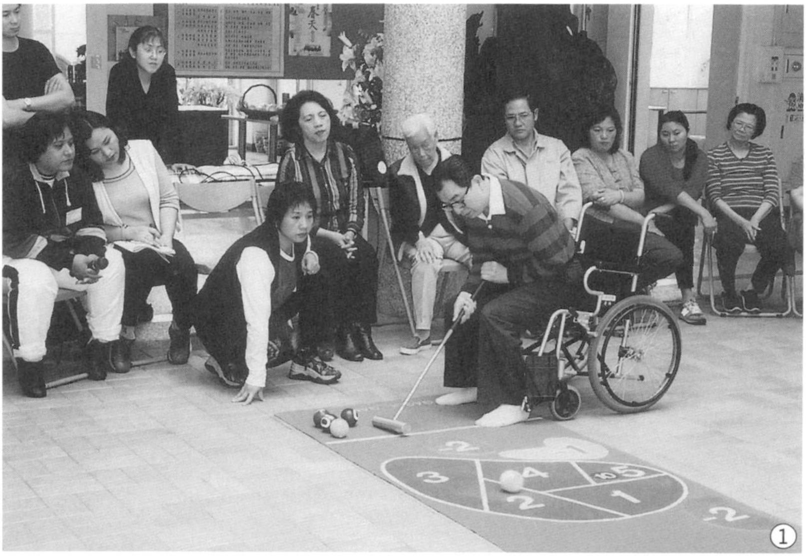

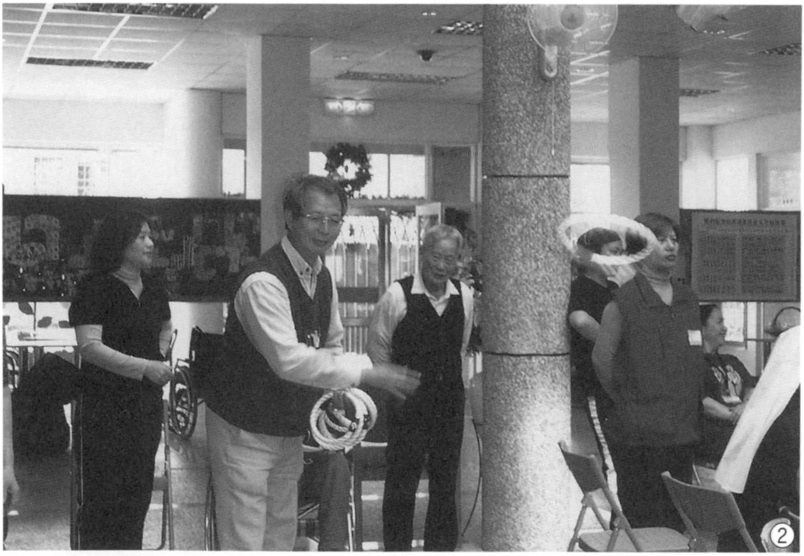

①小川真誠先生指導身心活化運動
②在小川真誠先生的指導下，筆者體驗身心活化運動的樂趣。

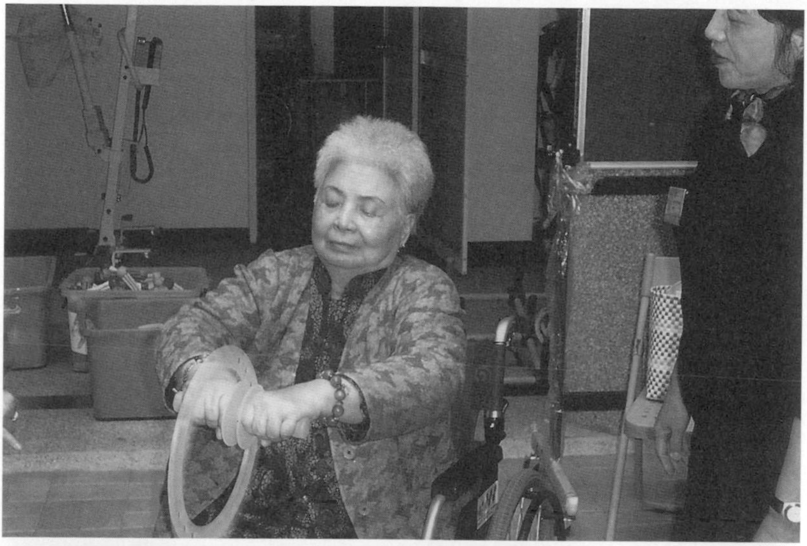

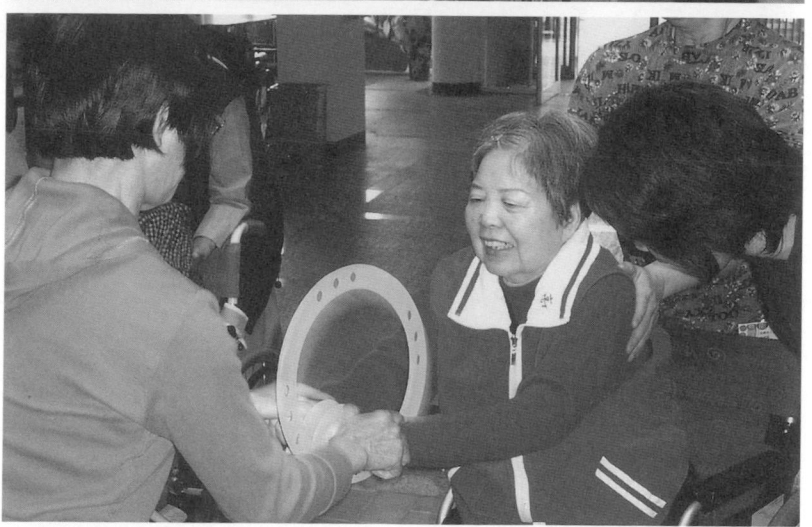

首屆老人身心機能活化運動研討會，在臺東市公所禮堂上課，學員在長青養護中心實習，及格頒給「指導士」證書，奠定東基設立「關懷站」的基礎。

裝升降機，請二位替代役男免費接送市內低收入戶的居民就醫。我建議引進埔基關懷九二一災區的模式，在里長工作會議做專案報告，促成東基承辦培訓「關懷老人」人才計劃。於是以推廣社區老人日托之名，由市公所編列經費在市公所三樓舉行研討會，實務演練部分在長青養護中心舉行。敦聘身心機能活化創始人小川眞誠先生親自主講，福樂多助理協助。這項為期四天的研習會頗為成功，學員結訓後還要到老人收容機構實習一週，取得時數證明才授以「指導士」之證照。我曾經在更生教會辦理該項活動，請賴市長親自主持。目前這項活動由東基一粒麥子基金會接手擴大辦理，到處成立社區老人日托站，如火如荼進行中。

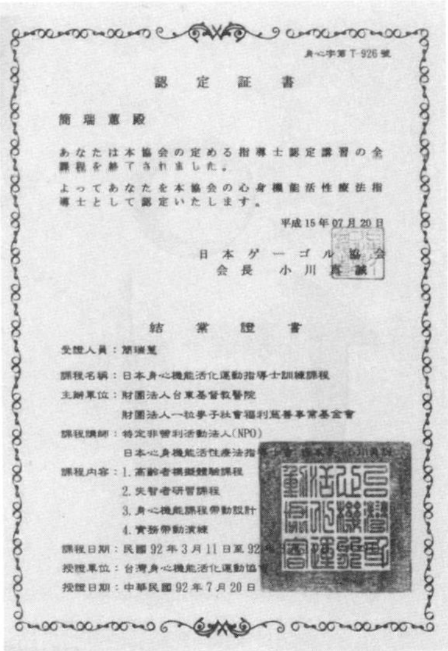

身心字第T-926號

認　定　証　書

簡瑞蕙殿

あなたは本協会の定める指導士認定講習の全課程を終了されました。

よってあなたを本協会の心身機能活性療法指導士として認定いたします。

平成15年07月20日

日本ゲーゴル協会
会長　小川眞誠

結　業　證　書

受證人員：簡瑞蕙

課程名稱：日本身心機能活化運動指導士訓練課程

主辦單位：財團法人台東基督教醫院
財團法人一粒麥子社會福利慈善事業基金會

課程講師：特定非營利活動法人(NPO)
日本心身機能活性療法指導士會 會長 小川眞誠

課程內容：1. 高齡者模擬體驗課程
2. 失智者研習課程
3. 身心機能課程帶動設計
4. 實務帶動演練

課程日期：民國92年3月11日至92[illegible]

授證單位：台灣身心機能活化運動協會

授證日期：中華民國92年7月20日

訓練並實習合格者頒發「指導士」證書

玖、一百一拾床位的奇想

一、親自繪製平面圖

當東基正處於醫院存廢或轉型進退失據之際，我基於董事職責所繫，心急如焚。經查統計資料，發現臺東縣各醫療院所一般病床數與人口數相比，與衛生署規定尚有一大差距。換言之，拿當時臺東縣人口總數計算，公私立醫院病床數尚未達飽和，還有增設約二百床以上的空間。東基只有四十八床，其規模是不合乎經濟效益的。東基未來要擴建醫院，轉型改爲聯合診所，或長期照護機構，或關門結束等等，有許多選擇，但要端賴主事者的智慧、使命感與信心了。

依經驗，對朝令夕改的政府政策，尚在無法規可管之前，要先下手爲強。爲不確定的東基未來著想，我要申請床數在先。誰捷足先登提出申請增加床數，誰就有優先機會被保障了。申請病床數「備而不用」無損東基的權益。我向林淳明主任說明我的用意與見解，就親自丈量醫院各樓空間，並依據醫院設置標準，繪製平面圖擺設病床。規劃如下：

（一）二樓禮拜堂均改爲病房，護士宿舍改爲行政大樓及禮拜堂。

（二）地下室爲活動室、病歷室、倉庫、閱覽室。

（三）一樓爲急診室、門診、藥局、檢驗、放射、批價收費、行政室。二樓爲外科病房、辦公室。

（四）三樓爲婦產科病房、嬰兒室、小兒科病房。

（五）四樓爲洗衣房、倉庫、會議室。

依繪製的圖面統計，東基在不興建房舍之前提下，以現有院舍最多可再增加一般病床六十二床，與現有的四十八床合計爲一一〇床，與卅二床的特殊病床（其中新增廿三床），總共一四二床，這是東基最大容量了。

我面囑林主任彙集相關資料，撰寫「臺東基督教醫院改建計劃」，其內容包含工程進度、新臺幣七千六百九十七萬元的工程及經費來源與東基財務報告等。我向蘇院長報告並聲明：

（一）政府法令朝令夕改。

（二）東基醫院改建計劃目的只申請增加床位數備而不用，對東基有益無害。臺東馬偕經核准而尚未開放使用的有九十床，榮民醫院有一百多床，省立醫院有一百四十床。東基謹慎評估醫院存廢或轉型之時，先下手搶先申請是權宜之計。

（三）本計劃將向衛生署提出申請，至於尚未在董事會議決通過，我先斬後奏，在下屆董事會負責向董事說明追認。

一個老外是很難瞭解臺灣官場文化與複雜的思考模式的，他雖然不表贊同我的做法，但也沒有反對，這就是蘇院長溫文儒雅，不卑不亢的個性。

我備齊相關資料後，於一九九四年八月，行文臺東衛生局，並經臺東縣醫事評議委員會審查，順利通過該計劃由衛生局轉呈衛生署，正式提出增床一百一拾床的申請。

二、出席審查會

出席該次審查說明會的共有差會會長賈立德牧師、高明仁董事、林淳明行政副院長及本人共四人。我們在臺北市青田街差會會合。覺得提出本計劃的申請純屬我個人的意見，董事會內部尚無共識。大家對東基前途深感憂慮，即便通過審查，東基還有能力經營蓋醫院？宣教士一一告老身退，東基醫護人員要從哪裡來？日益壯大的馬偕醫院臺東分院，對東基的生存是一大威脅，在不利東基的醫療經營下，誰能力挽狂瀾，使東基浴火重生？高董事是醫管專家，對這塞滿病床的計劃，從他的專業眼光看來通過的機率是微乎其微。他認爲這是外行人異想天開的構想罷了，他看在我的面子勉爲其難前來的！大家心存質疑，心情至爲凝重。

出發審查會前，賈牧師帶領我們爲東基前途迫切禱告，然後共乘一輛計程車直奔衛生署。申請增加床位數的醫院不少，每家醫院院長手上捧著一大堆資料親自出席審查會，他們與高董事都是醫界舊識。至於我方，手上只有一本僅僅十三頁的計劃書。我心

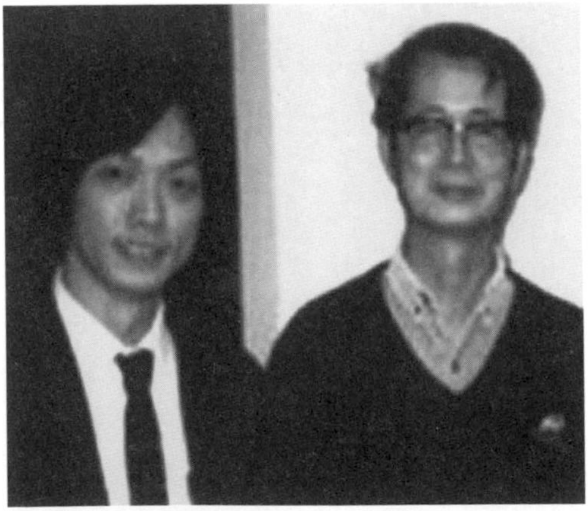

與筆者一起出席審查會的林淳明副院長（左）

想，東基蘇院長雖不克前來但至少有高董事在，否則我們被專家一問不就出糗了嗎？自卑感不免湧現。我後悔不該寫這份計劃案。

不久，看到一位面熟的人，那人可不就是周聯華[51]牧師嗎？

「從哪裡來？」他看到外國人賈牧師，並親切問。

「從臺東，我們是臺東基督教醫院。」我們同聲說。

他聽完點點頭，很客氣地請我們坐下就進入會場。醫審會不都是醫界專家學者嗎？怎麼會有牧師加入呢？我百思不解，一時愣住了！

輪到我們說明的時候了，由林主任負責主答，對提問的問題他對答如流，周聯華牧師頻頻微笑點頭。其他醫院審查的時間很久，但我們不到五分鐘就被宣布退場，在外等候通知。我心想不對吧，短短幾分鐘就結束了，這很不妙。大家一語不發，神情凝重靜待消息。不一會兒，周聯華牧師走出來向我們道賀計劃案審查通過了。簡直難以置信！我是否聽錯了！但我清楚聽到並看到賈牧師握緊雙拳，振奮地讚美上帝時的高興模樣。大家歡呼雀躍，感謝上帝。

51　戒嚴時代爲蔣中正、宋美齡做禮拜的凱歌堂名牧師。

我們徒步回青田街，一路談論著通過審查的原因。為何周聯華牧師會是審查委員？莫非東基宣教士們卅幾年來以人道精神默默服務貧困患者，且東基是擁有醫療奉獻獎得獎人最多的小小醫院，感動了審查委員的心？我再次體驗了神蹟！

《聖經》說：「上帝為愛祂的人所預備的是眼睛未曾看見，耳朵未曾聽見，人心也未曾想到的。」（《哥林多前書》二章九節）

這段往事，我記憶猶新。這一百一十床帶給東基東山再起的一絲希望，編織東基來日新建醫療大樓的異象，這個異象對東基是何等重要！感謝上帝奇妙的安排。

拾、建構臺東老人照顧體系

一、服務老人的念頭

記得被選為董事長一週內，與院牧部同工羅源順牧師、李明福傳道、潘忠明及工務課同仁一齊前往南投，參加在埔里基督教醫院舉辦的靈修會。當時成亮董事尚任職埔基行政副院長。我們獲得他的協助參觀埔基即將落成的新建醫療大樓，並觀摩社區健康中心。

埔基創辦人謝緯牧師擔任臺灣基督長老教會總會議長，因公前往二林分院途中車禍殉職，雖然由挪威籍的徐賓諾先生接掌該院，顯然埔基早已在地化，並走入埔里鎮各個社區。

一九九六年埔基開始結合國立暨南大學社會政策與社會工作研究所，完成第一個實驗社區：蜈蚣里志工組訓及社區依賴人口問卷調查，並參與建構預防社區老年化長期照顧體系，推動平安健康社區營造計劃。

當參觀木造舊院舍老人養護設施時，護理長推出一位坐在輪椅上的老人，她介紹之後，這位老人突然號啕大哭，目睹這幕令我不免也一陣鼻酸。有一天我老了，坐在輪椅上被護士推出來向人介紹：「這是臺東某高工校長，他兩個兒子皆在國外……」

天啊！這豈不是我老年的寫照嗎？

一個人打拚了一輩子，換來的卻是貧病、孤苦、潦倒與折磨，嘆息人生無奈。

看到現在老人，想到自己老年，我沒有理由讓自己過著孤單淒涼的晚年。

回臺東時埔基送我們一部舊福斯VW廂型汽車，我們一路開回臺東，心靈滿載而歸。這次埔基之旅，引發我主持的新生社區發展協會為老年人服務的念頭。

關懷弱勢　追夢人黃清泰　推廣養老新觀念[52]　◎陳碧雲

退休十年，每天忙著社區服務，預備兩年後再「退休」……

黃清泰有很多稱號，由於他在臺東公東高工任職廿七年，當地人仍稱他「黃校長」；退休後，他曾協助多家面臨經營困境的木業公司，因此業界給他「木業界的唐吉訶德」封號。

近廿年來，黃清泰關切原住民、缺乏醫療資源的臺東居民，最近則把關懷焦點放在老人身上。為了這些弱勢族群他不停奔走，太太心痛的說他是「沒頭蒼蠅」，但在自己心目中，他是一個追夢人，而且他相信，夢想都在一步步實現。

從學校、家具工廠退休後，黃清泰有感於高齡化社會老人問題的重要，而臺東又是人力外流、人口老化嚴重的地區，前年在蘭嶼開辦老人送餐服務，去年又在臺東市號召義工爲獨居老人送飯包，還成立新生社區發展協會，帶動社區參與服務，並且四處奔走推廣「老人防老五寶」、「人力時間銀行」等養老新觀念，榮獲第一屆全國健康社區互助獎的關懷老人志願服務獎。

這位臺東人口中的「黃校長」，雖然仍是國內僅有的三位國際木工職類裁判，屬「國寶級」技術人員，如今卻以社區服務爲「業」，每天過著忙碌的生活。

清晨他參加社區婦女的土風舞班，和婆婆、媽媽一起健身，鼓舞社區居民多運動，老來才有硬朗的「老身」，並多和鄰里互動，預先結交「老友」。

中午以前他要趕到社區發展協會工作站去安排配送老人營養午餐，確定義工已把熱騰騰的飯包送到近四十位獨居老人手上，自己才去吃午飯。

黃清泰了解義工爲了趕送便當，並沒有時間和獨居老人閒話家常，於是

52 本文刊登於《民生報》第一屆全國老五老健康社區服務獎得主素描系列，及佛教《聖天雜誌》一五一期。

他常在下午抽空看看沒家人作伴的老人家，不論是在違建裡終日與一盞日光燈相對的老榮民、身患痛風生活艱困卻掛念在外地就學女兒的阿婆……，老人家的寥落心事他不但都深深了解，更有耐心聽他們傾吐。老人家住院，他一定趕到醫院探望，並盡量爲老人家解決醫療問題。

傍晚時分，他則到社區裡新開闢的綠化區和婆婆媽媽栽種蔬菜、花卉。多年的社會服務，黃清泰不像一般公益義工，一路做個苦行僧，他在自己身體力行之外，並是催生者、經營者，善用智慧、人際關係及社會資源，建立制度後就放手把公益事業交給別人，就像他辦學校、整頓遇到瓶頸的公司一樣。

例如，他在七〇年代籌組花東社區發展中心，雖然當年政府實施戒嚴，被判定爲非法組織，他仍運用智慧及堅持幫助原住民的心願，改變有形的機構幫原住民各種生產合作社改善經濟，幫他們買船、教他們捕熱帶魚並用充氧氣的塑膠袋裝好賣到全臺各地。訓練他們經營商店，銷售自種的農產品，免去中間商剝削，合作社運作上軌道後，就全權交給原住民經營管理。

爲了幫助從事營建工作的原住民能從單純的勞力工進一步成爲小包商，提高收入，他也運用擔任木工類裁判長和職業訓練局建立的關係，申請經費爲原住民開辦工程估算班，教原住民看圖、算土方。

近來在臺東推動社區老人關懷工作，黃清泰發動早年在臺東女中教過的學生，帶領鄰居、朋友一起來幫忙送飯包給獨居老人，引來包括慈濟功德會成員等數十位義工，至今還不斷有人表示想加入服務。社區媽媽土風舞隊則是他培訓的服務種子。懂得因材施教、知人善任的黃清泰，了解這些家庭主婦喜歡清閒居家生活，雖然不願意大中午騎車送飯包，卻有意願在茶餘飯後陪老人家聊天。他逐步地設計社區婦女和社區老人互動的機會，等待時機成熟，將安排社區婦女探訪社區獨居老人，希望社區居民把社區老人都當成自家人。

臺東新生社區婦女最近相當熱衷的社區菜園，則是經由「黃校長」遍尋當地建商，找到一塊十年內不會動工的建地，再向市公所申請綠地美化經費來填土打造的。

「沒方案就沒經費，沒參與就沒機會」這兩句話，是黃清泰多年從事社會關懷的心得。他充分運用人際關係、社會資源，卻沒有任何特權、禮遇，而是靠「常寫企劃書，到處參加申請」，爭取人力、物力支持。

對於經營四年，漸上軌道的社區服務工作，黃清泰也秉持一貫「見好就交班」的精神，準備兩年後「退休」，把一切交給年輕人繼續做。

黃清泰半是感慨半是玩笑地說，他渴望義工風雨無阻趁熱送到老人家手上的熱飯包，計劃兩年後要把户籍遷到海邊小屋，做個獨居老人，享受社區朋友的服務。但在此之前，他最急切的心願是蓋一座老人安養中心，收容附近的中低收入獨居老人。

二、榮獲傻瓜獎：第一屆中華民國老五老健康社區互助獎

第一屆中華民國老五老健康社區互助獎，是爲迎接「國際志工年」，表揚在臺灣各地默默爲社區服務，自信、滿足、不求名、不爲利、活出自我、散播

喜樂的志工們所舉辦的盛會。在行政院衛生署及內政部社會司主催下，由《民生報》、財團法人老五老基金會，及華僑銀行慈善基金會等民間團體主辦，民視及社區營造學會協辦。

爲這項活動，臺東基督教醫院同仁偷偷替我報名競逐該項獎項。記得，當時我在省立鳳山高工主持我國參加國際技能競賽木工職類國手選拔賽。東基發展室主任張淑芬來電告知，我通過第一關該健康社區互助獎的初選。

因譚維義院長退休回國，由我這個非醫師背景的人擔任醫院董事長，已是臺灣醫界一件大笑話了。

當下政府正要開辦全民健康保險，東基很多護理及醫技人員，均爲美籍傳教師孫理蓮師母創辦未經立案的護理學校的原住民畢業生，他們都沒有政府認定的執業證照，約有一百三十五位之多，這些不具有證照的醫護人員即將面臨失業的困境。我爲借重他們寶貴的醫護經驗，擬蓋一座老人中心讓他們在那裡發揮專長來照顧老人。當時教會醫院也面臨成立財團醫療法人的政府新政策，東基的生存面臨空前的挑戰。我爲處理東基院內沉痾搞得焦頭爛額。大家都不看好東基，認定會在我任內關門大吉。

我向內政部以基督教長老教會財團法人東部中會名義，申請蓋老人中心的計劃案，又被以不具備蓋老人養護中心的條件爲由，計劃案被原封退回。我心情陷入低潮、鬱卒。領什麼獎？這些對我都沒有意義。我認爲東基同仁又在開我玩笑，等著看我出糗呢！

好友潘忠明也曾經開玩笑說：「黃校長擔任東基董事長是『自作自受』，因爲是他把馬偕醫院引進臺東，害得東基落到這個地步！」

我聽了這些話，只好苦笑以對了。

一天，《民生報》記者陳碧雲專程來採訪後，撰寫了一篇以「關懷弱勢 追夢人黃清泰 推廣養老新觀念」爲題的報導在《民生報》刊出。接著三立電視臺來了一組人，從早上開始工作，拍攝我送老人飯包的過程，退休後與新生社區媽媽們在社區公園做晨操、跳土風舞，在社區菜園種菜等生活點滴，及推動「防老五寶」及「人力時間銀行」。該錄影在三立電視臺由謝啓大主持的《凡人啓示錄》節目播出。

老實講，傳出我脫穎而出入選該獎項的消息時，我沒有特別高興反而有點賭氣，並且向人下豪語說：「我不會去領這個獎！」

當收到受獎典禮邀請卡時，我還是「死鴨子嘴硬」，向幾位教會牧長說：「我不會出席在馬偕醫院大禮堂舉行的頒獎典禮。」

當接到頒獎典禮節目單及一連串拜會活動的日程表，得知李遠哲博士將親自頒獎，李登輝總統將召見後，我才猛然驚醒，深信這是上帝美好的安排，要我把握時機請求兩位大人物協助，籌建老人養護中心。現在回想那段往事，確信是上帝的旨意，祂在帶領我們，不是嗎？

每次國際技能競賽代表團凱旋歸國時，都會覲見李總統。不久前譚院長榮退時李總統親頒勳章給他，我亦以東基董事身分應邀觀禮，李總統對我一定有印象才對。但這次以志工身分覲見，我想，他一定會發生角色錯亂。人一定會兜不起來吧！

於是我請當時任教於新竹聖經學院的長子黃哲彥，臨時用電腦印製幾張名片。我也若有其事寫了封「上總統書」，放在西裝口袋準備呈上。

果然，如我所料，李總統與我握手時，他愣住了，並凝視我約莫四至五秒。他接下我從口袋掏出來的信後，就交給隨扈。

我的書信主要內容是陳述，我曾任教於瑞士天主教白冷會所創辦的臺東公東高工（他對公東高工印象深刻），並感謝他曾協助我，撥國防部土地蓋臺東馬偕醫院，現在退休，懇請他幫助我完成蓋老人養護中心的心願。

各報紙報導我們得獎人緊湊的四天拜會活動，一九九九年四月一日愚人節頒獎典禮進入高潮。

頒獎時李遠哲博士與我一起出場，大家笑我們倆，無論體型、身高、長相都很相似，就連臺灣國語腔調都一樣。更妙的是我倆同是一九三六年生，他學化學，是諾貝爾獎得主，國際出名的學者；我學化工，是送飯包的志工。

科學家說話不拐彎抹角，簡單明瞭，直話直說。他說：「黃先生擔任過董事長、總經理、理事長、校長，他有很多的頭銜。但是最適合他的頭銜是志工。若他不是傻瓜，不會去送老人飯包……」接著把獎牌遞給我。

我從他手中接到獎牌答致謝詞，並捉住機會呼籲說：「長老教會東部中會在臺東捐出一塊土地，我計劃在那裡籌設老人養護中心，懇求社會各界、政府有關單位協助我圓這個夢……」

就讀幼稚園的小孫女黃原愛及孫子黃原岦也上臺獻花，接過可愛的孫女兒手中花束的那一刻，是我畢生難忘的最溫馨的一刻。我下臺後隨即被記者包圍，到會場外接受採訪。

此時內政部社會司劉司長邦富上臺，當場允諾，並公開宣布：「內政部一定盡力協助此項計劃的實現，請黃先生再把計劃書送來。」引來滿堂采。當我再次進入會場時，大家對我說：「司長要成全您的願望了！」

我沒有親耳聽到他講的話，還是疑信參半。會後故意走到司長面前向他致意，來聽他親口說出我沒有聽到的那段令我振奮的允諾。

第二天我搭機回臺東。被機上空姐認出並問我，《民生報》頭

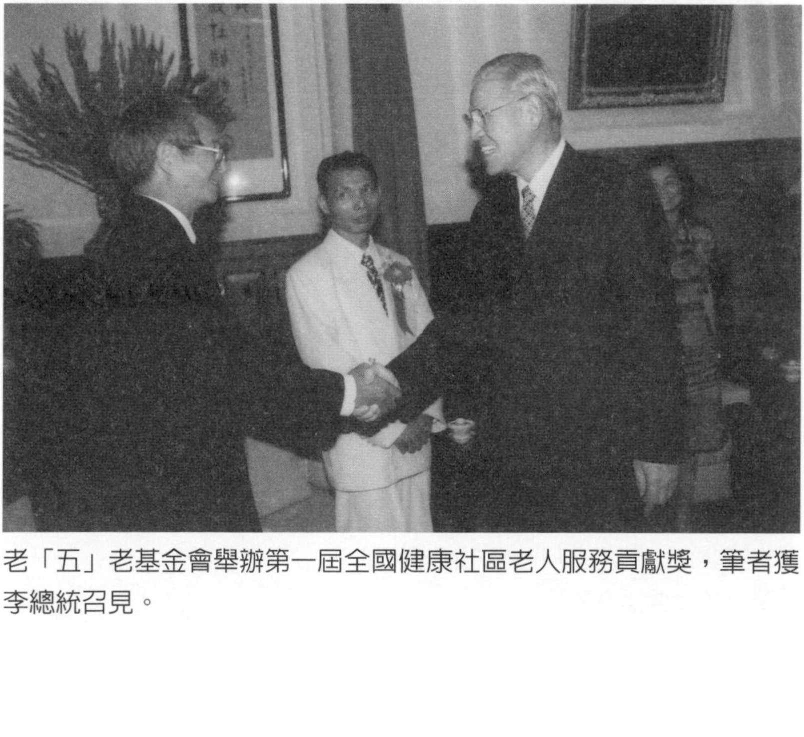

老「五」老基金會舉辦第一屆全國健康社區老人服務貢獻獎，筆者獲李總統召見。

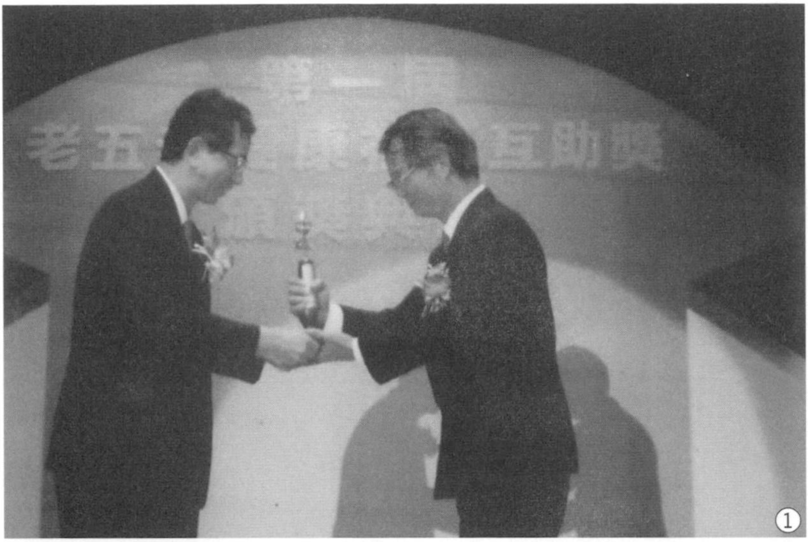

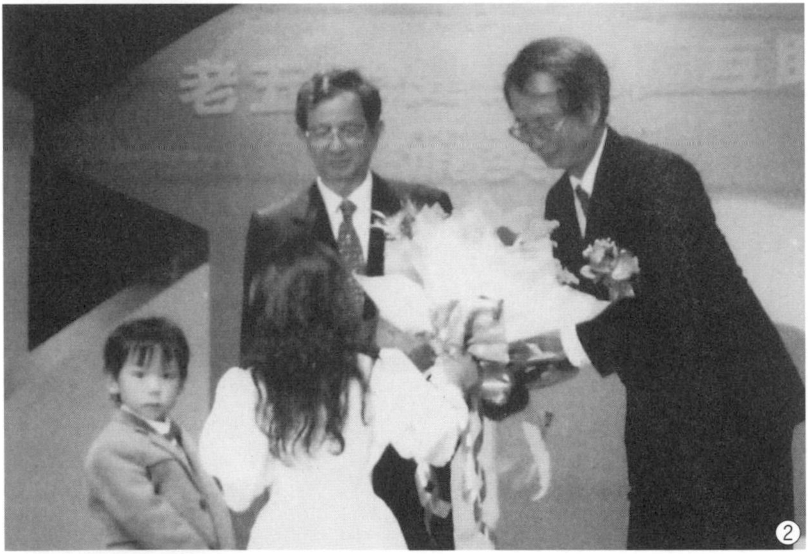

①李遠哲博士四月一日頒傻瓜獎給筆者

②筆者接受愛孫女獻花

版的人物是不是我？過了不久，我把計劃案重新送內政部，審查會時臺東縣府社會局莊國信科長陪我出席。真感謝上主的安排，申請很快就通過了！

三、倡議興建長期照顧機構

一九九五年，我創立新生社區發展協會，結合愛心媽媽及東基員工關懷獨居老人。東基廚房負責做飯包並專車送達鄭州街的工作站，再由社區志工分三路，頂著烈日，騎機車在十二點準時把香噴噴的熱飯盒和湯分送到老人手中。下午與孫宜珍護理長、耿喜音宣教士探訪四十幾位獨居老人，並盡力幫老人解決醫療問題，獲得各界好評。我們經常訪視老榮民，或是身患痛風生活艱困的阿婆……我竭盡所能運用人際關係、社會資源，倡議蓋一座安養機構。一，可收容貧病孤苦的老人；二，爲東基無證照的護士找出路；三，引導東基走入社區做準備。

一九九六年四月十三日，召開董事會，我提出協同會提供土地，由政府出資興建老人養護機構，再以公辦民營方式委由東基經營的構想。同年八月十六日，董事會議決定成立興建委員會，並限十月初提出企劃案。十一月十五日，第二次常務董事會討論興建養護中心企劃案，並議決：（一）呈協同會差會；（二）成立籌備委員會推動興建養護中心。

同年十二月十四日，我在董事會報告興建養護中心申請與營運計劃案，並報告經建會爲鼓勵產業東移，交通銀行提供〇．二五%之低利貸款，建議東基提出申請。委員會並提出興建老人養護中心計劃案，申請院舍及設備經費補助，獲得通過。

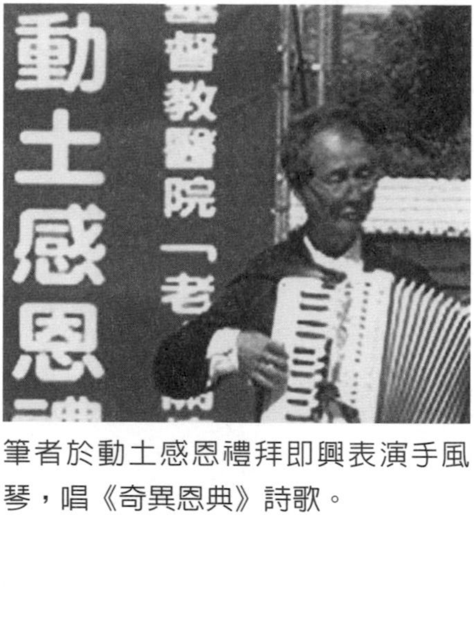

筆者於動土感恩禮拜即興表演手風琴，唱《奇異恩典》詩歌。

二〇〇一年十二月十六日，董事會通過計劃在東基旁五四四坪土地興建護理之家，向內政部及衛生署申請經費補助。二〇〇六年十一月三日，我與傅偉明[53]董事參加在東基舉行的，新建財團法人臺東基督教醫院附設護理之家工程發包工作，由高雄勝榮營造得標。並訂於同年十一月十八日十點十分，舉行臺東基督教醫院「老人關懷之家」動土感恩禮拜。從來不在眾人面前出風頭的我，在感動之餘，也拿起手風琴即興表演一曲《奇異恩典》詩歌。

我要感謝上帝帶領東基度過一個又一個難關。更感謝主！十年來我倡導東基興建老人照護機構的努力，終於美夢成眞看到了成果，也要慶幸在呂院長領導下東基優異的表現，把一切榮耀歸於上帝。

經過兩年多的施工，二〇〇八年十一月十三日，「老人關懷之家」終於舉行落成啓用典禮。之後並改名爲臺東縣迦南銀髮族社會福祉中心。

四、臺東縣金齡照顧住宅計劃

鑑於政府早期興建之「老人公寓」，是以租賃關係租給老人收取租金的一項措施。它並無納入社會福利，且已趕不上時代及滿足國人提升生活水準後，對居住品質的需求。我於二〇〇一年撰寫一份洋洋灑灑的計劃案，向內政部提出興建「老人照顧住宅」計劃，獲得內政部重視。經行政院院會多次討論，並著手修改建築技術規則及法規，且全國開放五百公頃山坡地，以促進民間參與公共建設（即所謂的促參法）的方式，鼓勵以民間資金興建「老人照顧住宅」。

53 傅偉明董事，山東濱縣人。精神科醫師，現任省立玉里養護所主任。

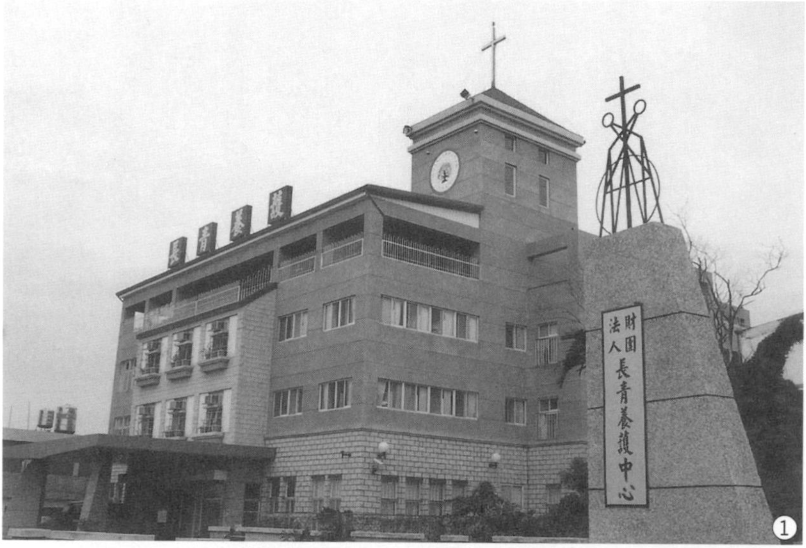

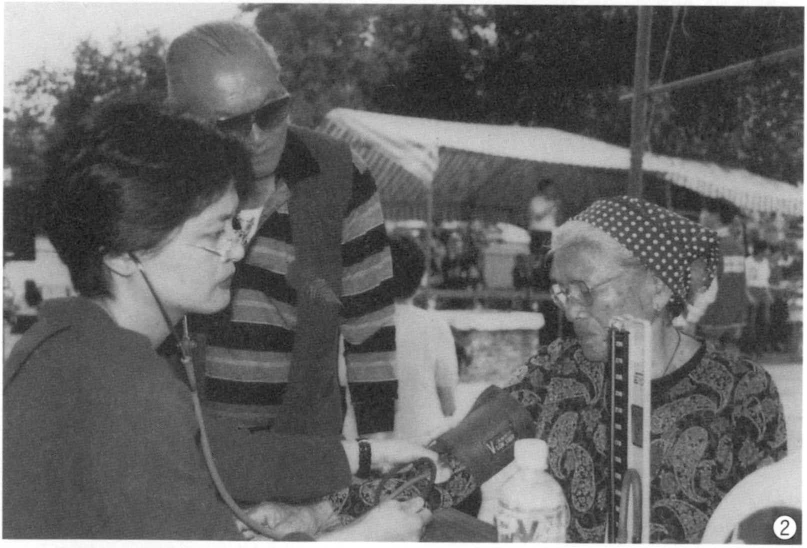

①筆者籌設的老人養護中心

②東基配合社區舉行清明節陪伴老人溫情活動，為老人量血壓。

「老人照顧住宅」是一項新觀念，有別於「老人公寓」。前者不僅提供老人高級住宅居住，還需有醫師、護士及社工等人進住，是管理住宅內老人健康及生活的一項新社會福利。後者僅僅提供低廉居住寓所出租給老人，是不被列入一項社會福利的舊措施。

我構想中的老人照顧住宅，取名為「臺東縣金齡照顧住宅」。原先看中的建築基地為臺東市寶桑路五十巷十七號（地號為臺東市臺東段一六〇之卅六號），面積二千二百八十平方公尺屬於縣有土地。計劃興建地下一層、地上六層，六十四間供一百二十八人居住的新穎、舒適的老人照顧住宅。全部經費新臺幣一億二千三百七十八萬餘元，由東基集資興建。

內政部中區辦公室派郭國龍股長多次前來臺東實地勘察基地，認為地點很適合。然而，縣府財政局曾來函「地主為非法侵占，基地之地上物賠償問題由東基出面與民眾自行解決」云云。我個人認為既然是縣有地遭到民眾非法侵占，東基並無立場與民眾談地上物問題。縣府應以公權力排除一切障礙，把基地交給東基，而且東基要向縣府購買該段公有地，已失去促參法精神，予以回絕。

據側面消息，徐慶元縣長不支持東基以促參法方式興建「臺東縣金齡老人照顧住宅」，主要原因是該縣有土地周圍已蓋滿民間住宅，再也沒有炒地皮的機會。後來東基廉價購得臺東地方法院法拍，檳榔村碧雲山莊約兩公頃之農地，並委託開發顧問公司辦理環境保護及山坡地開發影響評估中，不久就進行細部規劃。

於是東基行文臺東縣政府，說縣府提供的土地租賃費用過高，及遭民眾非法占用土地無力協調，陳請撤銷辦理行政院業已核定的「促進民間參與老人住宅建設推動方案」。縣府於二〇〇四年九月三日，以府社福字第〇九三三〇二八二九九號函，呈內政部同意撤銷該計劃案。但內政部於同年九月十四日，以內授中社字第〇九三〇〇二四七六一號函臺東縣政府，內政部無法同意財團法人臺東基督教醫院陳請，撤銷辦理行政院業已核定在案的「促進民間參與老人住宅建設推動方案」，並附錄示範案例，指示「臺東縣金齡老人住宅」依促參法辦理。臺東縣政府於二〇〇四年九月廿七日，又以府社福字第〇九三〇〇七七四五八號函東基，謂經內政部答覆指示該案「尚無法同意解除列管」。

該案被列為全國第一個以促參法建設的示範老人照顧住宅，內政部每月追蹤進度列管，並指示臺東縣政府應積極協助東基，以另行自備土地籌建臺東縣金齡住宅辦理。足見行政院對本案的重視。

依東基發展計劃，於二〇〇八年底前先完成「東基護理之家」的興建，然後就要開始著手興建「臺東縣金齡老人住宅」。但在籌備過程中執政的親民黨徐慶元縣長敗選，由中國國民黨取回政權，而主辦「臺東縣金齡老人住宅案」的女縣長鄺麗貞及社會局長想盡辦法阻撓，遲遲不開會、不審查。主辦人到處行文內政部以外的非主管機關，請示新促參法對舊法的適法性。更可笑的是連對毫無關聯的地檢署，也行文請示新修正的法，對內政部業已核准在案，並已列管的東基所申請的「老人照顧住宅」的有效性。總之，是以拖延戰術要讓此案胎死腹中。

據側面消息，東基法拍標得的這塊約二公頃農地，地主曾透過臺東政要出價想買回該土地不成，遂由縣府以行政手法從中作梗阻撓。

呂院長在灰心之餘也想放棄這個極不順利的「老人照顧住宅計劃」，叫人遺憾而嘆息。但，凡事都有上帝的旨意在。一向默默無聞的我，竟然被內政部聘爲「內政部老人福利促進委員」。有一次我對李明福及羅源順兩位牧師說：「上帝要我透過內政部委員開會時關心東基這件事。」

於是在譚院長之聚餐晚宴，李明福院牧要我起來說幾句話時，我向與會的東基同工宣布，東基在這件事上有困難時，上帝要我再次為東基效勞！我要為臺東縣金齡老人住宅再接再厲。

一旦金齡住宅興建完成，則長期努力所建構的臺東縣老人照顧體系，將在臺東鄉親面前呈現。

拾壹、堅持與轉折

一、擔任董事長

一九九六年一月廿六日，成亮董事以「上帝的產業」為題主持晨更，他分析政府醫療政策未來的趨勢、東基宣教理想、現實困境及即將面臨的挑戰，以勉勵全體員工。

身處高齡化社會，東基要從神學思考重新定位，若能轉變經營型態，兼顧臺東的需要，以宗教精神辦理長照機構，照顧弱勢，實踐協同會設立醫院的初衷使命與宗旨。

一九九六年一月廿七日，上午八點召開八十五年度第一次董事會。回憶當時東基爲因應衛生署的要求，完成辦理由「宗教法人」變更爲「醫院法人」的期限已迫在眉睫。選舉董事、組織新董事會及訂定財團法人組織暨捐助章程，更是本次會議的重頭戲。

董事暗中醞釀推舉我擔任董事長，我不是什麼醫界名人或是醫院管理專家，無能力領導醫院面對挑戰，扭轉乾坤，挽救岌岌可危的東基，只是我家住東基附近，有時間看管東基，協助院長處理紊亂的院務而已。

當時我正熱衷新生社區發展工作，倡導營造平安健康社區，展開「防老五寶」運動及宣導「人力時間銀行」的新觀念。

票選董事長之前，成亮董事帶領大家禱告，並看著我說：「東基是上帝建造的產業。它，我們不管理，要誰去管理？」

我心想，東基的前途未卜，前程並不看好，是婉拒擔任董事的好機會，但我沒有這樣做，然而要選我當董事長是不可能的事！我不是醫師亦不是醫院管理者，我有一百個理由婉拒。叫一個外行人來管理這間虧損累累，病入膏肓的醫院，無疑加速它的死亡！但成亮董事以大眼瞪著我，我知道逃避不了，就以不高興的口吻說：「請不要開玩笑好不好！」結果還是當選董事長了。

我像被宰殺的羔羊，毫無反抗的餘地。心裡緊張、害怕、無奈，默默不語。人突破困境唯一的方法只有投靠上帝，向祂懇求憐憫、求賜智慧與信心了。我心裡禱告著：「請不要開玩笑好不好！」啊！這玩笑開大了。請勿讓我在眾人面前出糗。倘若這是祢的旨意，請祢親自帶領東基，開出一條活路。祢是無所不在、無所不知、無所不能的全能上帝。

《聖經》說：「我的心啊！你為何憂悶？為何在我裡面煩躁？應當仰望神，因祂笑臉幫助我，我還要稱讚祂。」（《詩篇》四十二篇五節）

二、主持第一次董事會

一九九六年一月廿七日被推舉為東基董事長後，我以《路加福音》十四章廿五節分享勉勵，並宣布開會。

出席董事會的有：董事黃清泰（長老會長老）、董事傅偉明（差會主席）、同路得（英文祕書）、聶文江（差會牧師）、黃勝雄（門諾醫院院長）、成亮（埔基行政副院長）、楊玉崑（東光眼科醫師）、潘文惇（彰基醫師）、賈立德（差會牧師）、葉舒漢（協同會牧師）等人，請假：高明仁（長老會長老）。

列席貴賓：馬文・紐沃（協同會亞洲主任）所領軍的顧問團，團員有巴聶梅珍醫師（內地會）、大衛・崔克醫師（協同會醫務主任）、朗・布雷（協同會助理主席）等四名。

董事會分三小組：

（一）常務董事：黃清泰、黃勝雄、高明仁、同路得。

（二）財務小組：董事：高明仁、葉舒漢、黃勝雄。院方：蘇輔道、蕭傳亨、邱方夏。

（三）計劃發展小組：董事：黃清泰、高明仁、聶文江。院方：蘇輔道、龍樂德、蕭傳亨。

主要議題有：

（一）財團法人組織暨捐助章程案，深入討論後修正通過，並向美國總會提出。

（二）黃清泰提出擴建醫院計劃案。

顧問團做出下列九項宣示：

（一）協同會要將對本院之影響減低，但不是放棄本院。
（二）關心院方收入減低，認爲擴建是一項冒險。
（三）協同會沒有能力開更大、更好的醫院，臺灣現在已有能力做需要做的工作。
（四）協同會總會不會積極爲醫院募款。
（五）同意出售房地產，將所得來建造醫院。
（六）醫院本土化係明智之舉。
（七）對董事會素質及屬靈的認同印象深刻。
（八）加速財團法人章程之過程。
（九）植堂（建立教會）是協同會的主要工作。

龍樂德醫師向顧問團提問：「將召開一九九六年的宣教年會，若有人向總會提議往大陸工作有否可能？」

馬文．紐沃主席斬釘截鐵回答：「總會確實有這個計劃。」

東基營運虧損累累，每月約虧空高達新臺幣三〇〇萬元，東基內憂外患，處境堪慮。協同會總會對東基層出不窮的人事紛爭時有所聞，可藉著在臺灣召開宣教年會及適逢董事會改組的機會，派先遣部隊顧問團前來瞭解。

馬文．紐沃主席曾表示東基本土化係明智之舉，也對董事會成員素質、屬靈及對協同會認同印象深刻。雖然不再為醫院募款，但同意拋售土地擴建醫院。

他很清楚表態，協同會宣教重點將轉向大陸，在在暗示東基不可預測的未來。我下意識知道：「我將是東基末代董事長，東基會在我手中結束！」年會對東基有什麼重大決議不得而知，但多年來在臺東本著基督精神扮演健康守護者的東基，絕不能讓它因外國宣教士告老還鄉而關門。身為臺東人的一份子，我決心盡基督徒本分，依靠上帝的力量，讓東基重振旗鼓，浴火重生。

三、不願坐以待斃

延攬醫護人員一向是東基揮之不去的夢魘，要呼籲基督徒醫事從業人員前來東基服務，談何容易？特別是毫無醫療背景，又無社會魅力，庸庸碌碌的我，何德何能號召人來後山臺東？雖然臺東有好山好水，生活環境令人嚮往，但考慮進修發展、兒女教育、社交生活等現實問題，人都轉往繁華都市，如何吸引基督徒專業人員來東基？想到這些問題我整夜輾轉難眠。

但我不能坐以待斃，應立即行動。《聖經》說：「應當一無罣慮，只要凡事藉著禱告、祈求和感謝，將你們要的告訴上帝，上帝所賜出人意外的平安，必在基督耶穌裡，保守你們的心懷意念。」（《腓立比書》四章六～七節）

我由成亮董事相陪，拜訪臺東馬偕醫院魏志濤及東和外科顏國順兩位院長，以不恥下問的精神移樽就教，並提問：「若您是東基院長或是董事長，要如何經營一家快要倒閉的醫院？」兩位前輩都給我很多建議及經營方針，使我獲益良多，在此感謝他倆。

經人介紹，我拜訪曾在東基服務的一位護理督導湯美惠女士。我們相約在松山機場一個咖啡廳見面，我力邀她回臺東服務，可惜因家庭因素她婉謝了。

經湯女士推介，我到桃園天主教聖保祿醫院找兩位年輕基督徒醫師，他們是香港僑生，來臺就讀臺大醫學院，一位是內科醫師林炳灼，另一位是復健科醫師李偉強，他倆有意到鄉下服務。我隨即趕到桃園求見兩位醫師，因沒有事先約定，他們對我這不速之客首先避不見面。後看我痴痴苦等，直到夜晚十點才得以會面，深談到十二點仍然無結果。

也親自跑到臺北和平醫院，拜訪素不相識的一位趙正安先生，他專長醫院管理，原來在嘉基，後來到和平醫院服務。夫人田玫女士是中華民國長期照護專業協會執行長，也是一位護理師，夫婦倆有意到鄉下服務。我先拜訪田女士，並約他們全家來東基參觀，於是向我的學生彭榮煌先生借了一間在知本半山腰的溫泉別墅，供他們全家住宿。我陪他們遊覽三仙臺，參觀東基。或許是醫院太陰暗破舊，他們還是打了退堂鼓。

參觀埔基回程時我脫隊到臺中大里市，拜訪旅居美國甫回國開診所的基督徒醫師李當座夫婦。深談甚久後，才知道李醫師是門諾黃勝雄院長醫學院的同班同學。有了這麼一層關係，他終於首肯結束診所來東基。我在醫院附近為他找了一間合適的住宅，幫他安頓下來。後來又有一位臺東教會青年團契的同伴何弘吉醫師，宣道會鄭京富醫師也加入東基的行列。感謝主！總算有了一點成果。

在這個過程中也引來許多無謂的謠言與誤會。如我和成亮董事移樽就教東和外科顏國順院長應如何經營東基後，因此有人造謠我邀請顏醫師當東基院長等話。我感到謠諑紛紜，人言可畏。這謠言傳到蘇輔道院長耳裡，他的感受會很不是滋味吧！

這次東基董事長是有史以來由非醫療背景的長老會信徒擔任，故曾經有協同會會友暗中調查，對我的爲人、操守、信仰等有所疑慮。

有一天莊麗馨長老打電話給我，她爽直問：「黃長老，你做了什麼壞事？協同會姊妹在調查你，問我有關你的事。」我一笑置之，並告訴莊長老：「請您轉告那位姊妹，本人依法當選東基董事長後，她才打聽我的爲人，豈不覺得太晚？譚院長邀我出任董事之前，就該好好忠誠調查一番吧？臺灣已經解嚴了，教會還有這般無聊的人！」這種惡質文化不改，眞沒希望了。

四、拒絕年會議決

一九九六年十一月五日，召開本年度第三次常務董事會不久，協同會在臺中召開宣教年會。本人與黃勝雄副董事長接獲緊急電話，立刻飛往臺中聆聽年會重要宣示。

我們約在晚上七點左右抵達臺中全國大飯店，參加年會的宣教士們已在該飯店大廳等候，我倆抵達後大家在大廳圍成一圓圈禱告。由差會會長代爲宣讀年會有關「結束臺東基督教醫院醫療傳道事工」的決議。

結束東基醫療傳道事工處理原則如下：

（一）馬偕臺東分院已在臺東地區做醫療傳道事工，協同會應結束在臺東的此項任務，將前往中國大陸宣教，這是本會的異象、使命與方向。

（二）同意在東基地號八一四號土地興建養護機構。

（三）將出售東基土地及院舍，所得做爲大陸宣教經費。

（四）東基員工發給遣散費每人三個月，面囑本人於九月前執行完畢。

我對突如其來的諭示至感詫異，頓時啞然無語，不知如何回應。

天啊！眞的應驗我擔任董事長後，加速東基走向死亡的預測。既然協同會認爲已打完一場美好的仗，願把醫療傳道使命交託給馬偕醫院臺東分院，東基辦理養護機構照顧高齡長者，或許更合乎時代需求與社會期待，我承諾遵照指示辦理。

一九九六年十二月十四日召開董事會，有黃清泰、黃勝雄、高明仁、成亮、傅偉明、賈立德、聶文江、葉舒漢、潘文惇、楊玉崑等十名董事出席。周路得董事請假。

聽取傅偉明董事代表協同會報告年會將結束東基，並同意興建養護機構後，每位董事心情至爲沉重。

（一）黃勝雄董事報告門諾醫院對東基營運的意見及年會決定的看法。

（二）黃清泰董事長報告申請興建養護機構計劃與經營方針。

（三）董事會建議協同會重新考慮年會決議。

（四）會中有人提議推選專案小組或組成興建養護機構委員會，積極興建養護機構。

但大家咸認協同會的決定是這麼明確、堅決，本屆董事會已形同解散，故提案沒有獲得討論就閉會了。

我承諾遵照年會議決執行，從此協同會將退出臺東醫療傳道事工，改弦易轍興建臺東養護機構，由醫療機構邁入社會福利機構。但聽到董事們要求重新考慮協同會年會決議之心聲，我心裡深感不安。

我心中吶喊：「主啊！祢把祢的基業——東基交託一個門外漢。我是臨危受命，很努力在重整旗鼓，它卻結束在我手中，我成為歷史罪人。我已盡心盡力了。絕非懶惰，是非戰之罪也，求主憐憫！」挫折感一時湧上心頭。然我不該看破，但想突破就不能唯唯諾諾，應拿出信仰良心來做對的事。於是拿起電話告訴傅牧師說：

（一）我擔任東基董事長沒有權利與義務替差會脫產，這有違政府法令之嫌，歉難照辦。

（二）凡外國基督教團或差會結束臺灣的事工，都會交給當地基督徒永續發展，沒有把土地變賣的。

（三）協同會決定去中國大陸傳教發展教勢，我不反對，甚至會呼籲國人全力支持。

（四）創立伊始，東基土地以一坪新臺幣五十元購得，但現在時價每坪值新臺幣十萬元。土地增值是地方繁榮的結果，不是差會的功勞。

（五）譚院長全面僱用原住民同工，好歹他們與東基一起成長卅多年，現在他們年齡少者也有五十了，要是被遣散豈不是逼迫他們失業？

（六）我若遵照年會議決執行，對卅多年來關心與捐獻東基的善心人士無法交代。

我很清楚表示，我不當劊子手，斷然拒絕執行年會的決議。

五、與路加傳道會（CCMM）接觸

基督教路加傳道會，是一群基督徒醫護及傳道人員所組成的團體。以傳揚耶穌基督救人之福音，並贊助醫事等社會公益事業爲宗旨。

一九七四年，荷蘭畢路安宣教士（Louise）在臺灣成立中華基督教醫務團契。一九七九年與芬蘭差會簽約，全權經營該會創辦的恆春基督教醫院。一九八二年與挪威協力會簽約，合作經營該會創辦的屏東基督教醫院。一九八三年中華基督教醫務團契和中華醫藥傳道會合併，成立路加傳道會，命名爲CCMM，一九八四年向政府登記「財團法人中華基督教路加傳道會」。

路加傳道會全權經營恆春基督教醫院（簡稱恆基），也曾有合作經營屏東基督教醫院（簡稱屏基）等成功的案例。協同會爲東基進退維谷之時，向路加傳道會求援是很自然的事。

有一天，我接到協同會差會鄭碧蘭祕書的電話而專程北上。晚上在臺北福華飯店用餐，並與路加傳道會代表會面，探討東基由路加傳道會經營的可行性。我方由本人與會長傅牧師，對方有三位與會。我說明東基目前困境後，聽取對方經營東基的意願。對方表示，傾向採取恆基模式，東基交由路加傳道會全權經營。

所開出的條件簡述如下：

（一）東基資產無條件轉移路加傳道會。

（二）東基員工由東基董事會負責遣散，路加傳道會重新徵募員工。

（三）董事會全面改組，董事人選由路加傳道會聘請。

雙方在非正式的場合首次接觸，聽完對方的條件，彼此寒暄後，表示對方意見願帶回研究，禱告後結束這局鴻門宴。對這個燙手山芋，或許路加傳道會沒此意願，才開出令人難以接受的條件，好讓東基知難而退。

他們若有意願，我不知道傅牧師做何感想？但我的感受簡直是欺人太甚。

東基由路加傳道會接管我無異議，但不概括承受，只願承接東基資產。東基要負責遣散員工，且絕對掌控董事及人事權，是存心撿便宜不是嗎？早期屏基及恆基也有過艱困時期，譚院長曾率東基同工遠赴屏東協助呢！

若接受這不合理的條件，我這個不爭氣的東基末代董事長是該死，會遺臭萬年！

東基絕不能任人宰割，我誓言看守上帝產業，路加傳道會的條件歉難接受。

拾貳、東基醫院移轉門諾會

一、機密進行資產移轉

我與黃勝雄副董事長前往臺中，聆聽協同會從今將退出臺東醫療傳道事工，前往中國大陸發展教勢的重要宣示。我曾提出並力邀門諾醫院來經營東基。因黃勝雄董事曾在董事會表示，願從陽明醫學院中物色管理人才協助東基的事，同時他願每月前來東基門診來協助東基的發展。他是基督教醫療院所協會靈魂人物，多少聽到CCMM與東基接觸的信息吧！

黃勝雄董事以門諾醫院院長身分多次主動表示，未來門諾醫院在醫務、行政上全力支援東基的意願，因此派李仁傑先生來東基協助。李仁傑先生擅長電腦及行政事務，是門諾醫院幹練的中堅幹部，續有邱黃美蓮、藥師等人加入。

差會鄭碧蘭祕書於一九九七年十一月十七日，完成繁瑣的財團法人補正工作。這項由宗教法人變更爲醫療法人補正手續，歷經四年終於大功告成。後續應辦事項如：臺東地方法院、稅捐處及地政事務所等交由李仁傑繼續辦理。

鄭祕書於同年十一月廿五日將下列文件寄給李仁傑：

（一）房屋所有權狀：東地所字第五一八號（七三）、東地所字第二五四三號（七一）、東地所字第二五四二號（七一）等三筆房舍。

（二）土地所有權狀：東地所字第九二八五號（七一）、東地所字第〇七八五號（五九）、東地所字第六三〇二號（六八）、東地所字第〇七九〇號（五九）、東地所字第六三三三號（六八）、東地所字第〇七七八號（五九）等六筆土地。

（三）印鑑證明（北院法登證字第一四四號）。

（四）捐助證明書。

（五）處分財產核准函（北市民三字第八六二一四四三六〇〇號）。

（六）內政部核准六十八年四月廿五日協同會董事會會議記錄、處分財產計劃表、不動產清冊。

一九九七年六月三日，財團法人臺灣基督教協同會與門諾醫院簽訂協議書，正式將東基概括移轉予甫補正完畢之新醫院財團法人。換言之，財團法人臺東基督教醫院正式移轉給門諾醫院了。

原來李仁傑先生不是來協助東基蘇輔道院長，而是來辦理財團法人補正，成立籌備小組，訂定協議書，祕密進行東基財產之移轉。我還應李仁傑的要求帶他去找黃秀貞律師，請教有關辦理財團法人補正的事呢！

狀況外的我，對李仁傑先生每週五提早下班回花蓮，週一姍姍來遲的工作態度不表苟同，曾向黃勝雄院長抱怨並表示不滿。但當我看到這份協議書[54]內容後，我才恍然大悟我的「多此一舉」。

我爲東基的存廢，曾抗命斷然拒絕執行差會議決，使東基退出在臺東醫療傳道事工，準備變賣醫院土地轉向中國大陸傳教，遣散員工結束經營東基等命令。當時我還力勸黃勝雄院長由門諾醫院來經營東基，因此，他們不應該防我、瞞我，並偷偷地進行接手東基的事吧。我做事一向憑恃信仰良知，不爲己利，否則東基早就關門大吉，從地上人間蒸發了。

二、門諾醫院常務董事會聯席會議

一九九七年七月九日，在知本老爺飯店召開財團法人臺灣基督教門諾會醫院，第二次第三次常務董事會聯席會議。

出席會議的門諾會董事有：翁昭仁（門諾醫院董事長）、趙福厚、張錦文、陳

54 爲臺東基督教醫院無償移交門諾醫院經營乙事，財團法人臺灣基督教門諾會醫院（甲方），與財團法人臺灣基督教協同會（乙方），甲乙雙方於一九九七年六月三日簽訂協議書。於二〇〇〇年十月廿七日，由甲方自動提出解約結束此項協議。

坤壤、張正成、謝信男、胡俊弘、高明仁等八人，蔣順榮請假。列席者有黃勝雄、張光雄、呂信雄。

主要議案討論門諾醫院翁董事長、趙副董事長、黃勝雄院長、呂信雄副院長四人小組與協同會宣道會會長等人，就有關臺東基督教醫院交由門諾醫院經營乙事，決議以下事項：

（一）經雙方協議同意，將譚維義院長一手創辦的臺東基督教醫院財團法人補正完成後，無償移轉門諾醫院經營。

（二）財團法人臺東基督教醫院捐助章程。

（三）門諾醫院推派九席占多數董事名單。

（四）協同會推派四席董事。

（五）近期內召開財團法人臺東基督教醫院第一次董事會等。

門諾無償獲得有卅多年歷史，口碑不錯的醫院，其觸角可伸及臺東，是擴展院務的絕好機會，何樂而不爲？門諾全體董事無異議通過該議案是一定的，從此，董事人數絕對優勢的門諾醫院可完全掌控東基了。

三、財團法人東基醫院第一屆第一次董事會（補正後）

一九九八年元月十五日上午十一至下午五點，在東基三樓召開財團法人臺東基督教醫院第一次董事會。

被銓派代表門諾出席的新董事：翁昭仁、謝信男、陳坤壤、胡俊弘、高明仁、趙福厚、張錦文等。銓派代表東基出席的新董事：傅偉明、劉偉民、黃清泰、楊玉崑等。另代表門諾的趙福厚、張錦文兩人請假外，其餘十一名董事出席會議。列席：黃勝雄、呂信雄。

會議由傅偉明擔仁主席。

十一點至十二點，安排行政院衛生署醫政處長黃遵誠先生專題演講。黃先生以政府醫療政策爲題發表精闢的演說，並透露衛生署政策，將各縣市署立醫院以公辦民營或委辦方式，開放民間經營，他建議東基考慮醫院擴建之計劃，接辦署立臺東醫院。

會中討論的重要議題如下：

（一）追認財團法人臺灣基督教門諾會醫院與財團法人臺灣基督教協同會，

於一九九七年六月三日所簽署之協議書。

議決：照案通過。

（二）申請通過財團法人臺東基督教醫院捐助暨組織章程案。

議決：照案通過。

（三）選舉常務董事及董事長、財務、書記案。

議決：五名常務董事：翁昭仁、趙福厚、張錦文、黃清泰、傅偉明。

董事長：翁昭仁，副董事長：趙福厚。

（四）審查年度業務計劃及預算案。

議決：照案通過。

（五）遴聘醫院院長及負責醫師案。

議決：遴聘黃勝雄爲東基院長、蘇輔道爲負責醫師。

（六）討論東基營運方向及東基編制。

針對東基編制我沒有意見，但對醫政處長黃遵誠先生所提建議東基接辦署東乙事，很率直地表達我的看法：爲東基永續發展，我主張一定要擴建，否則就關門算了，但反對東基去經營署東。

東基有沒有能力擴建，事在人爲，要看主事者的決心。至於署立醫院開放民營的政策是明智之舉，但接辦署東要愼重考慮。理由：

（一）公私立醫療機構之企業文化有天壤之別，要改變其陳陳相因的陋習是很難的。

（二）署東建築沒有整體規劃，東一棟西一棟，動線勢必影響效率。

（三）興建馬偕醫院臺東分院時李登輝前總統就有同樣的建議，當下擔任馬偕醫院董事的我，也一樣反對過。

感謝主！這是東基補正後第一屆第一次董事會，是東基邁向在地化，由宣教士手中接棒，國人肩負經營東基的重責大任，有其劃時代的歷史意義。但是這並不代表東基從此就步上坦途，東基還要面對許多挑戰，我們要仰望上帝的帶領。俗語說：「謀事在人，成事在天；千算萬算，不如天算。」《聖經》說：「若不是耶和華建造房屋，建造的人就枉然勞力；若不是耶和華看守城池，看守的人就枉然儆醒。」（《詩篇》一二七篇一節）因爲，上帝是洞察人心思意念的神。

四、財團法人東基醫院第一次常務董事會

一九九八年三月七日，地點是在門諾醫院三樓會議室，舉行財團法人臺東基督教醫院第一次常務董事會。

出席：翁董事長昭仁、黃清泰、趙福厚。請假：張錦文、傅偉明。

列席：黃勝雄院長、楊彰師副院長、林木泉主任、周恬弘主任、鄭京富副院長（東基）、李仁傑副院長等人。

黃清泰禱告後開始開會。

東基黃勝雄院長報告：

（一）是年二月廿七日，臺東地區教學醫療院所合作座談會結論。

（二）東基營運狀況：一九九七年度全年共虧損一〇，七八一，九一九，二四元（含捐款收入）。

討論議題：

（1）案由：衛生局要求變更開業執照，及因蘇輔道醫師回國醫院負責人案。

議決：辦理變更開業執照，並由鄭京富擔任負責醫師。

（2）案由：東基營運方向案。

議決：①設立二〇〇床護理之家，請黃清泰董事協助土地處理，並向衛生署申請辦理附設護理之家設立許可。

②限期於一九九八年六月卅日前關閉婦產科、小兒科病房。

臨時動議：准許李仁傑副院長進修醫管研究所，爲期二年，其職務由呂信雄代理。

五、門諾醫院的如意算盤

呂信雄曾在門諾醫院公費下，一九九七年五月偕同夫人及三個兒女赴加拿大溫哥華。他假此難得的出國機會，在一家醫院研習醫院經營管理與實務。他計劃安頓妻兒後，期望早日歸隊爲門諾貢獻所學。不料他接獲發自門諾的傳眞信函說：「本院（門諾）議決不能爲他保留副院長職務……」他怎麼也沒有想到門諾竟趁他在國外時，關閉了他服務門諾的大門。

一九九八年夏日，呂信雄爲了履行合約，結束溫哥華綜合醫院的實習，懷著無奈與落寞的心情，拋下妻兒隻身重返門諾。

呂信雄是在花蓮鳥踏石的小漁村長大，小時家境貧困，全家曾受到門諾醫院宣教士的照顧，呂家才漸漸走出生活困境。一九八七年仲夏，門諾需要一名有企管背景的人才，他在宣教士殷切召喚下，懷著感激及報答之心情，放棄臺北美商公司的工作，毅然投身門諾貢獻所長，卻受到如此無情的對待，令他無法釋懷。

門諾黃勝雄院長爲掌控花蓮、臺東兩所教會醫院，想仿傚長庚管理模式設置管理中心。於是派剛回國的呂信雄先生來東基，他是剛要實施全民健保時掌握機會，及時興建醫療大樓才突破門諾困境的大功臣。但是他來東基工作不久，突然停止他在門諾醫院的勞健保，一廂情願地把勞健保移轉到東基。這種動作是很不尋常的，因此引起當事者的不滿。不顧呂信雄與門諾的深厚情感，一下子斷了他回門諾服務的心意，且擺明否定呂信雄在門諾廿多年的服務年資，要他自服務東基之日從頭開始算起。這如意算盤或許門諾可省下支付一筆退休金。這樣做亦能解決人事卡位的問題，好收一箭雙鵰的目的。但是這已背離尊重、理性及中道原則了。

我相信上帝呼召愛祂的人揮別他的職場，是要他走出自己的路，安排體認奇妙的事。復興東基來見證上帝的大能，一切上帝在安排吧。

我曾力邀自美回臺開業診所的婦產科醫師李當座先生來東基服務，他是黃勝雄院長醫學院的同學。我在東市漢中街為李醫師找了一間合適的房子。等李醫師把家安頓好，某天晚上黃勝雄、高明仁和我專程拜訪李醫師，並代表東基歡迎他來東部。我們談到東基未來的計劃，並有共識推舉李醫師出任東基副院長之職，襄助蘇輔道院長。但後來黃勝雄食言了。竟然任命門諾醫院李仁傑先生為副座，讓我至感尷尬，使得有心來東基的李醫師一直過得很不愜意，最後離開臺東。

門諾醫院接管東基後，僅派李仁傑、邱黃美蓮、張淑芬等人前來東基。可惜，除了張淑芬全職留駐東基外，其他人員均以兼職或出差性質前來東基。至於醫師，派出泌尿科林芳樹及唐麗光兩位醫師，一週輪流看診一天。骨科施少偉、婦產科葉其祥等醫師及黃小娟藥師前來東基，不久又調回門諾了。雖然黃勝雄院長每月一次來東基看診，但每次看診費皆從東基索取高於一般醫師雙倍以上的費用，讓東基很吃不消。因門諾本身醫護人員不足，再也派不出醫師駐診。

老實說，門諾醫院對東基實質上幫助不大，我看不出有扭轉乾坤的氣勢與決心。

聰明的李仁傑不看好東基前景，以進修為由，辭去東基副院長職務。門諾在派不出人來之下，恰好呂信雄從國外回國，就派他來東基。

六、忍辱負重的呂信雄

一九九八年九月，呂副院長與當年的蘇輔道院長一樣，為東基肩負沉重的十字架。默默承擔責任，孤孤單單走馬上任。他上任後，住進徐州街譚院長早期住過的一間宿舍，過著單身生活，全心全力投入上帝為他安排的工作，力圖衝破東基困境，扭轉乾坤。

他自始至終以門諾人自居，以為會獲得門諾的支援，事實不然。例如，他要借用在門諾一手建立的管理系統如管理規章、辦法等做為參考，但總被推三阻四，甚至被拒絕。在得不到門諾協助下，他義憤填膺，只嘆世態炎涼。

他來東基伊始，適逢我為興建長青養護中心在孤軍奮鬥。我是臺東長老教會卅多年的信徒，但臺東教會黃旭正牧師不支持我蓋的養護機構也就罷了，他竟然還在東部中會公開宣布，養護中心與臺東教會無任何關係，且百般阻撓教友為中心奉獻或參與服務老人的事工！我也曾經為此憤憤不平，所以我能體會呂副院長的心境，我倆有著相同的遭遇，時常傾吐心中苦悶，相互激勵與安慰。

呂副院長是一位不善說話的人，但他為人認眞勤樸，思維敏捷，衝勁十足，可說是吃苦耐勞，肯做事的一位醫管奇葩。他也認同唯有擴建醫院，更新設備，急、慢性病患兼籌並顧，東基才有衝破黑暗，迎向光明的一天。否則只能在夾縫中苟延殘喘，終究會走上關門大吉之死路。

七、接受第一筆捐款

記得在臺北濟南長老教會舉辦第一次的「募款音樂會」。它是我早年受洗信主的教會，也是我信仰啓蒙的教會。在那裡舉行募款音樂會，感到無限的溫馨。

音樂會是由喜愛音樂及熱心愛主的婦女所組成的韻友合唱團主唱，東基院牧部羅源順牧師、杜美雲師母及楊明裕弟兄三重唱。那天下午約有六十多人來聆聽，我有點小看並心中估計，一般長老教會音樂佈道會的奉獻，了不起三萬元左右吧！但當合唱團團員以響亮的歌聲一曲又一曲唱出美妙的歌曲，餘音繞樑，獲在場聽眾很大的迴響。隊長李月美女士說明音樂會的目的，並呼籲大家爲東基擴建醫院慷慨解囊，踴躍捐輸，聽眾以接力方式將奉獻袋一個一個傳下去投入捐款。經過統計後，李女士當眾宣布奉獻金額：「一百一十多萬元！」一陣譁然，大家鼓掌歡呼。

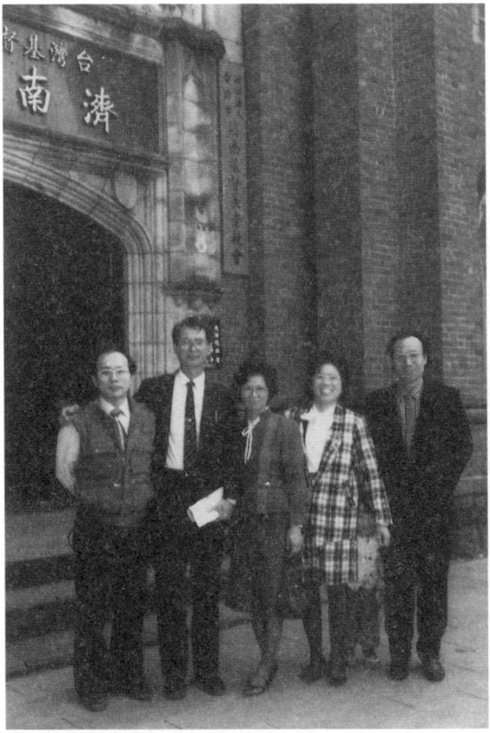

筆者在濟南教會前與徐純慧長老（右二）合影

僅僅六十幾位聽眾就奉獻這麼大的數目，令我目瞪口呆，至感驚訝。在李女士順勢鼓舞在座貴賓，像拍賣寶物般地喊價下，獻金節節攀升，很快的就達到一百廿萬元了。

我以董事身分代表東基上臺接受捐款，並致感謝詞說：

一九五六年，我在這古老的十字架前由吳天命牧師洗禮接受基督；四十五年後的今天，亦在同樣的十字架前接受爲東基醫院擴建的第一筆愛心捐款。我也在此巧遇十多年來失去聯絡的李大姊，她任職內政部勞工司時，我每次出國參加國際技能競賽都受到她熱心關照。

她每年二二八紀念日均在臺北新公園舉行音樂晚會。她也是二二八受難家屬，在白色恐怖時代長期隱忍心中悲痛，在中央機關任職到退休而不爲人知，是件不容易

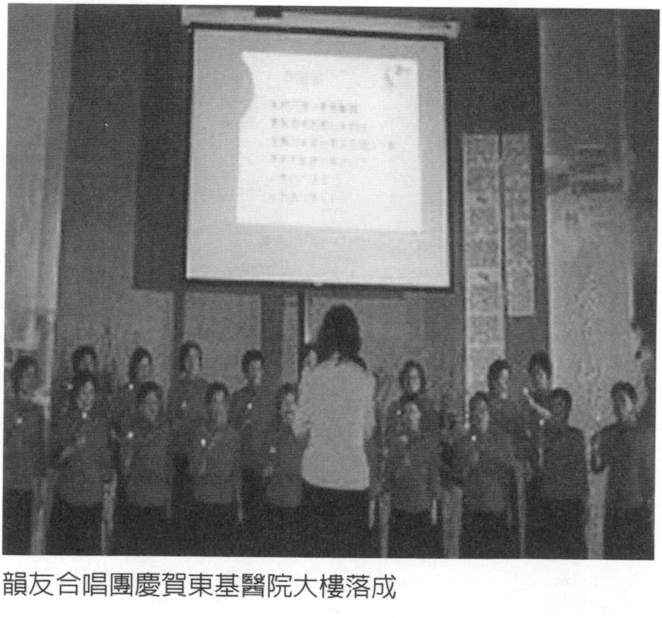

韻友合唱團慶賀東基醫院大樓落成

的事。李女士及每位合唱團團員的愛心，令人感佩。我感謝上帝美妙的安排，代表東基董事會與醫院全體同工由衷感謝溫馨的捐款。

這一幕，我終生難忘。

韻友合唱團也曾爲我在興建長青養護中心，及位於臺灣尾端的恆基舉辦慈善募款音樂會。

東基舉行新建醫療大樓落成感恩禮拜時，該團專程來東基獻唱，博得滿堂彩。禮拜後，全體團員參觀長青養護中心，並給我鼓勵。

八、財團法人東基醫院第一屆第二次董事會（補正後）

二〇〇〇年十月廿七日在美僑協會（臺北市北安路四十七號）召開第二次董事會，重要討論議案如下：

（一）案由：東基新建工程結構體發包案。

議決：由聖堡營造股份有限公司以新臺幣六〇，〇〇〇，〇〇〇元得標，工期爲十八個月。

（二）案由：第一屆董事任期已滿，請推選第二屆董事會董事案。

議決：第二屆董事當選人爲：傅偉明、黃清泰、劉偉民、楊玉崑、黃臺芬、錢慶文、郭大同、巴鼐梅珍、翁瑞亨等九人。

臨時動議：

議案：討論財團法人臺灣基督教門諾會醫院與財團法人基督教協同會，於一九九七年六月三日簽署之協議書存廢案。

議決：雙方同意自即日起（二〇〇〇年十月廿七日）終止該協議書，並簽署解約書，以解除雙方先前在協議書內約定所有權利與義務。此後，財團法人臺灣基督教門諾會醫院對臺東基督教醫院，不再負任何責任與風險。

九、門諾醫院自動退出東基

東基爲擴建及募款計劃正在如火如荼展開，不僅細水長流的小額捐款源源而來，也在關鍵時刻，上帝感動很多不願曝光的愛心人士提供大額援助。擴建醫院期間，雖然有九二一大地震、美國九一一恐怖事件，颱風帶來洪水癱瘓臺北整個捷運系統，又土石流及SARS等天災人禍接二連三的發生。一度憂慮會影響愛心捐款及擴建計劃，但事實證明這個煩惱是多餘的。東基呂副院長靠著堅定的信心，體驗上帝意外之祝福。

東基院長黃勝雄唯恐東基募款影響門諾的社會資源，不顧東基董事會早已核准在案之擴建計劃方案，處心積慮開始反對任何東基的建設。因而提供不正確的數據給門諾推派之東基董事，誤導並影響他們對臺東醫療環境的判斷。要求東基停止在臺東市內的擴建計劃，到人口不到二萬人的成功鎮，去經營署立臺東醫院興建的成功分醫院。

張錦文顧問出面向呂副院長提出「暫緩東基擴建而到臺東成功鎮經營醫院」的論點。張顧問是鼎鼎有名的醫院管理大師，在醫界是頗有分量的大老，醫管泰斗。他的建議誰敢不從？

於是呂副院長收集有關成功鎮實際居住人口數據，及人文、地理等正確資料，我與呂副院長專程北上臺北新光醫院，拜訪張顧問錦文說明實情。

東基的社會募款已如火如荼進行，且擴建計劃正蓄勢待發，如何喊停？我們只好據理力爭，期盼獲得張顧問的諒解，但是不敢奢望這一趟專程拜會會有結果。張顧問聽完我們的報告後，就不再表示反對。

門諾黃勝雄院長爲掌控花蓮及臺東兩所教會醫院，預定設置管理中心，他把東基界定爲「門諾醫院臺東分院」的位階。在董事中傳出要把東基改成「門諾醫院臺東分院」，如同「馬偕醫院臺東分院」的模式。關於這一點，我強烈反對。若僅僅在「臺東基督教醫院」等字冠以「門諾會」三個字，我勉強還可以接受，因爲「臺東基督教醫院」是我們臺東人共同的記憶，臺東人只關心「臺東基督教醫院」這個有歷史及口碑的名號，誰會在意「協同會」或「門諾會」？但是把「臺東基督教醫院」改成「門諾醫院臺東分院」事態就嚴重了。

於是二〇〇〇年十月廿七日，在美僑協會召開第一屆第二次董事會時，翁董事長假第一屆董事任期已屆滿的機會，提出雙方財團法人（門諾會醫院與臺灣基督教協同會），於一九九七年六月三日簽署之協議書終止案。雙方很快就同意該項提案，做出即日起終止並簽署廢止協議書的決議。

記得，當東基兼門諾董事長翁昭仁提出終止協議書案時，我至感錯愕！也很佩服傅偉明牧師的果斷，他不假思索同意這樁「重大議案」，一時讓我霧煞煞，像霧裡看花。

經查，捐助暨組織章程第五章第十九條，凡重大議案，須經過三分之二以上全部董事出席會議，三分之二（九人）之董事同意始得議決。但出席該次會議的董事只有八人，理應不能成案的，且該項協議書是門諾會醫院與臺灣基督教協同會兩個財團法人所訂定的，應該向協同會提出才對，翁董事長應知道吧！但是他不該提案卻提了。最弔詭的是那天張錦文、高明仁、謝信男、王祥樵及黃勝雄等大將故意請假，擺明了若沒有門諾，試看東基會有啥辦法經營下去，還想繼續蓋醫院？有點威脅的意味。

我每次赴花蓮門諾參加東基董事會或常務董事會議，從未有任何有關門諾醫院要終止協議的聽聞和消息，我再次成爲狀況外，被蒙在鼓裡的人。我一向做事光明磊落，喜歡將一切擺在檯面上，對少數人在檯面下操縱和運作很不苟同。本想以不符合程序否決該終止的提案，但看到傅牧師已答應而作罷。翁董事長假戲眞做有如此的結局，自己都沒有意料到吧！在場的人也爲此事愣住了。

二〇〇〇年十一月，門諾醫院就這樣正式退出經營東基，從此東基要靠自己的力量勇往直前了。

拾參、東基醫院東山再起

一、重組醫院新董事會

自一九九八年元月十五日東基移轉門諾經營，到二〇〇〇年十月廿七日門諾自動退出爲止，歷時二年九個月。東基便在三個月內重新組織董事會繼續運作，新董事會於二〇〇〇年十二月十六日，召開第二屆第一次獨立財團法人臺東基督教醫院董事會。本次新董事名單如下：傅偉明、黃清泰、楊玉崑、郭大同、黃臺芬、巴鼐梅珍、錢慶文、胡俊弘、謝信男。

請假：翁瑞亨、劉偉民。

列席：呂信雄、龍樂德。

重要議案：摘錄如下。

（一）選舉：董事長傅偉明，副董事長翁瑞亨，財務錢慶文，書記黃清泰。

（二）案由：與門諾醫院關係結束，呂副院長及發展室主任張淑芬目前尙屬門諾員工並調回門諾，本會應如何因應，提請討論。

議決：①本會正式聘呂信雄爲本院院長。任期自民國九十年元月一日起至
九十三年十二月卅日止，任期三年。

②確定院長薪資，並予追認其在東基四年之年資。

③發展室主任張淑芬授權院長，依院長權責辦理。

（三）案由：購買協同會地號八八〇土地興建醫師宿舍案。

①派呂信雄院長、黃清泰董事與協同會洽談，有關細則提報董事會公
決。

（四）案由：函請行政院衛生署增加資本額案。

說明：八十八年度擴建發展基金募款預估可達新臺幣約二一〇，〇〇〇，〇〇〇元，此捐款做爲擴建醫院及更新設備之用。必須在九十一年度一月前報行政院衛生署核備，否則捐款所得將被課稅。

議決：①同意於九十一年度一月前向行政院衛生署核備。

②唯是否以保留款方式較有利，請先與會計師探討後辦理。

很高興呂信雄副院長接受董事會聘請，正式擔任東基院長職務。我相信他

經過一番痛苦的交戰及禱告，才接受這個苦杯。若無強烈使命感及堅定信仰的人，哪敢去接受被認為前景不樂觀的東基院長職位呢？

然而上帝的計劃並不是隨興臨到人身上的。上帝有其縝密的選擇與旨意。因習慣在舒適環境過安逸生活的人，在上帝的計劃裡是被擺一旁的人，還不至被認為配為其名受苦。許多信徒能在患難中過日子才是祂所揀選的人，祂認為他們才配得受試煉，承擔重責大任。《聖經》說：「他們離開……，心裡歡喜，因被算是配為這名受辱。」（《使徒行傳》五：四一）

從此東基與門諾終止關係，呂院長可盡心盡力發揮在國外所學貢獻東基。這時對東基難免有不實的流言傳出，但只求上帝憐憫人性弱點。

二、展現醫管才華

呂院長的才華在東基展露無遺，自一九九八年三月代理副院長到二〇〇〇年十二月任院長為止，在短短兩年內為擴建醫院向社會各界募得兩億一千萬的捐款，這是一般人難以辦到的。

他發現東基是一所為照顧弱勢而設的醫院，宣教士們的愛心表現在對貧苦病患及弱勢族群的照顧上。認爲占百分之九十原住民東基員工的工作與生存權，在實施證照制度以後，發生有證照與無證照同工間無形的對立，既有的專業再教育與訓練，及同工危機意識的加強等問題，應以合乎情理法的原則處理。貧困家庭長大的他，體認東基的改革應以溫和的協商替代強勢遣散。他從優鼓勵即將屆齡的資深同工辦理退休。主動爲具有證照同工尋找進修機會，給予留職停薪，並允諾醫院有朝一日走出困境時，歡迎回來復職。願自謀出路離職同工一律依勞基法辦理資遣。他能放下身段與每一位同工懇談，一切措施出於萬不得已而博得同工諒解。於是成功的由一百二十名的龐大編制縮編爲七十名。非但減少東基沉重的人事費開支，也避免一場勞資抗爭，使教會醫院向來良好的形象得以維持。呂院長能用智慧圓滿解決東基人事，算已成功一大半了。

我常回憶說：「一九九六年，我擔任董事長時，東基每月虧損三百萬元。院內僅有內、外、婦三科六名醫師，卻有一百二十名員工，沉重的人事費用可想而知，東基必定關門大吉！」我對呂院長全心全力投入，很快達到轉虧爲盈的目標，至感欣慰與感恩。

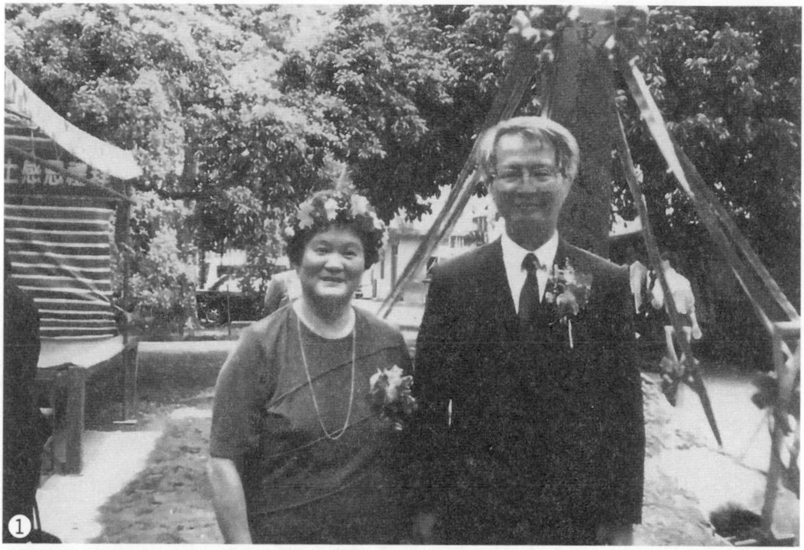

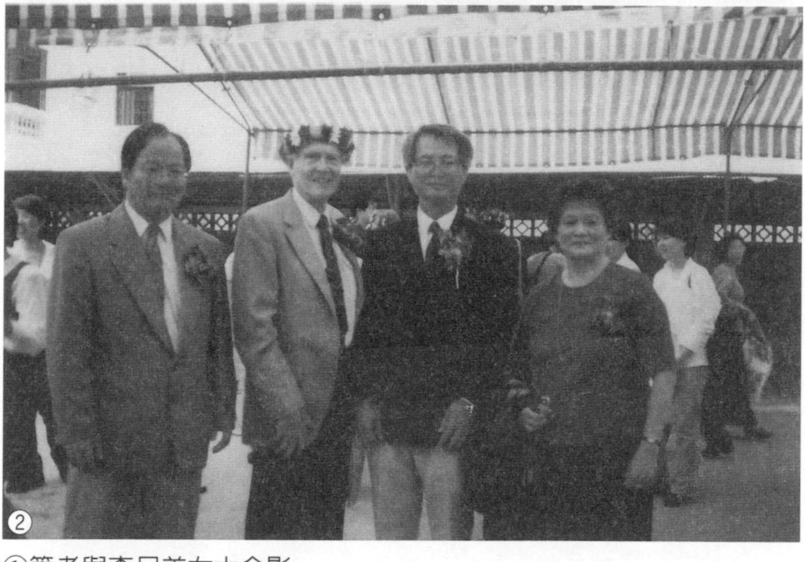

①筆者與李月美女士合影

②東基擴建醫院動工時留影：右起李月美、筆者、譚維義、呂信雄。

三、勸募與院舍興建

呂院長能以柔軟謙和的身段，與員工對談而取得諒解，他懂得協商妥協與領導統御的藝術，激起了同工的危機意識。更重要的是他能捉住機會，將擁有醫療奉獻獎得主最多的後山醫院，及默默服務貧民，卻鮮爲人知的許多宣教士們感人的故事，巧妙的透過平面及電子媒體揭露，再度引起廣大社會的迴響，爲東基新建大樓而努力。他迅速組織專業募款團隊爲籌建醫療大樓而努力。並成立發展室，規劃一套募款機制，很快地啓動起來。在發展室主任張淑芬小姐、作家吳方芳（院長夫人）及名作家齊萱（筆名）的通力合作下，陸續推出《折羽天使》、《山高水長》、《清貧與富足》、《與天使相遇在人間》等文宣小冊子，報導東基外籍宣教士爲後山醫療所做鮮爲人知，感人肺腑的故事。在呂院長之策劃下，邀請當下紅極一時之影歌星、電視節目名主持人等，如臺東本地人特技表演家聞名之柯受良、綜藝節目主持人吳宗憲、美麗的原住民歌星湯蘭花、電視明星陳美鳳、政治節目評論家鄭弘儀等人爲東基代言。

臺東籍名陶藝家李永明、馬賽克專家陳景容教授等藝術家，特爲東基創作其嘔心瀝血的作品。又透過廣告公司及傳播媒體爲東基新建醫療大樓廣爲宣傳，一時之間，全國各地到處都看得到東基勸募經費的大型看板及廣告。

呂院長爲完成新建醫療大樓及更新設備設施的心願，也連結了社會善心人士日後爲東基小額捐輸之管道，代表著許多人願爲東基獻出溫馨的無限支持與關心。東基在他的帶領下得以走出陰霾困境，且奠定了再出發的力量。

老實說，呂院長這一套募款機制對我興建老人養護中心的募款有很大的幫助，否則默默無聞的我，哪有能力完成爲臺東建構老人照顧體系的努力與抱負？東基擴建端賴他所展現的決心與智慧，我曾協助他參與第一期新建工程（取名恩典大樓）土木結構體的發包。該工程由聖堡營造以新臺幣六千萬元得標，工期爲十八個月。聖堡董事長陳松先生是臺中磐頂長老教會長老，凡是教會醫院建築，如彰基、埔基、新樓醫院等及許多教會，都因靠他是基督教長老教會長老，用捐獻取得業主信任得標。

四、吹響息燈號

繼第一期工程（恩典樓）後，第二期工程拆除（慈愛樓）也已發包給聖堡了。

爲拆除走過卅年歷史的東基舊院舍，特別舉行一場感性的燭光惜別晚會。邀請新生國小管弦樂隊演奏，並吹起息燈號後，看到從一樓起、二樓、三樓逐層燈火息滅時，我不免感傷流淚。特別在電話連線美國向譚院長稟報拆除的時刻，我爲慈愛樓將走入歷史灰燼默禱，悲從中來，熱淚在眼眶打轉。

可是，包商聖堡營造發生財務困難倒閉，連累許多教會機構及個人。所幸，我第一時間獲得包商財務周轉不靈的消息，及時採取緊急應變措施使東基免受波及，將醫院起造工程影響減到最低。臺東縣東臺灣文史工作者，曾大聲疾呼要保留這棟有歷史性的東基舊院舍（慈愛大樓），甚至說：「若把它拆除就是對譚院長不敬……」當恩典樓竣工後，因法令改變，建蔽率的關係建管課之使用執照遲遲不下來，才耽誤拆除慈愛樓的時間。正爲拆除與否進退兩難時，又發生包商倒閉事件，使用執照又不下來，乘機取消雖已發包的舊院舍拆除暨重建的計劃，才保留譚院長所興建的東基舊院舍慈愛樓。

冥冥中有上帝的旨意，阻擋了我們拆除的工作，爲此我大大感謝讚美主！包商倒閉後，由我的外甥劉瑞慶先生接續包商留下的工程。東基新、舊院舍內裝工程及傢俱也由他來承包。

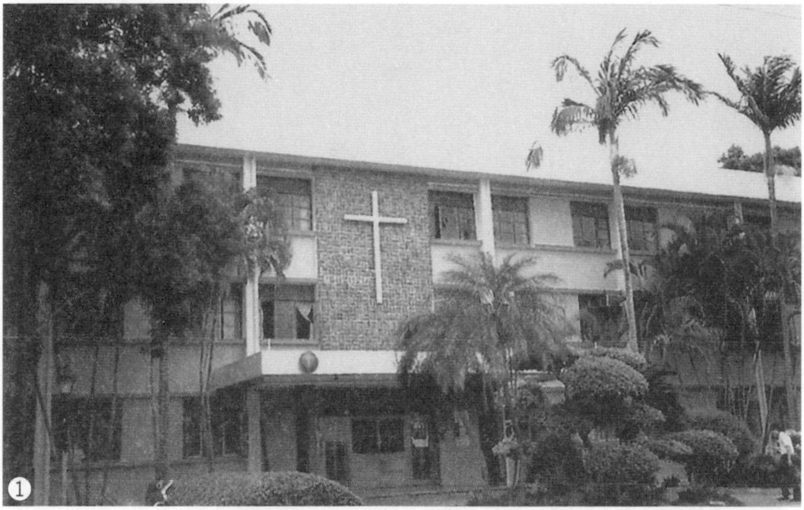

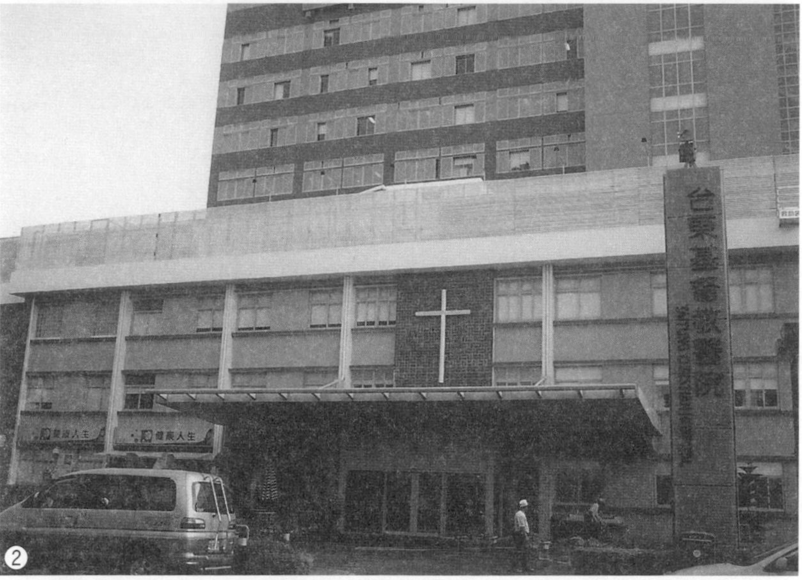

①險遭拆除的東基舊院舍全貌（慈愛大樓）

②慈愛樓新面貌，白色十字架依然屹立不搖，它象徵東基的愛心。

劉先生曾任教公東高工木工科多年，獲得扶輪社獎學金到美國有名的設計學校 Kendale 大學留學，是經驗豐富的木屋結構權威。我們感謝讚美上帝，在祂的帶領下工程順利完成。

五、醫療大樓落成

於二〇〇三年二月十三日，美侖美奐的十一層醫療大樓，新建的恩典樓與整修後的慈愛樓正式啓用。東基這兩座大樓屹立於東海岸，耀眼奪目。

造型簡潔明亮的恩典樓和古樸典雅的慈愛樓，其設備設施煥然一新。尤其這十一層高的恩典樓，與西側背倚的都蘭山邊互相呼應屹立於臺東市區，成爲東部最高的一座綜合醫院了。又東側面臨東海，從大樓可眺望浮現在浩瀚大海中的綠島和蘭嶼，在天海一色的自然天幕爲背景，大樓格外顯眼。潔淨的窗戶讓豔陽灑進室內每個角落，使病房更加明亮清爽。古風典雅的慈愛樓與恩典樓相連接，其處理手法，使東基不同歷史背景的新舊建築更顯調和而不突兀，象徵著東基的使命前後交替與傳承，使上帝的產業歷久不衰。

二〇〇四年五月，東基舉行四十週年院慶暨大樓落成感恩禮拜。曾經服務

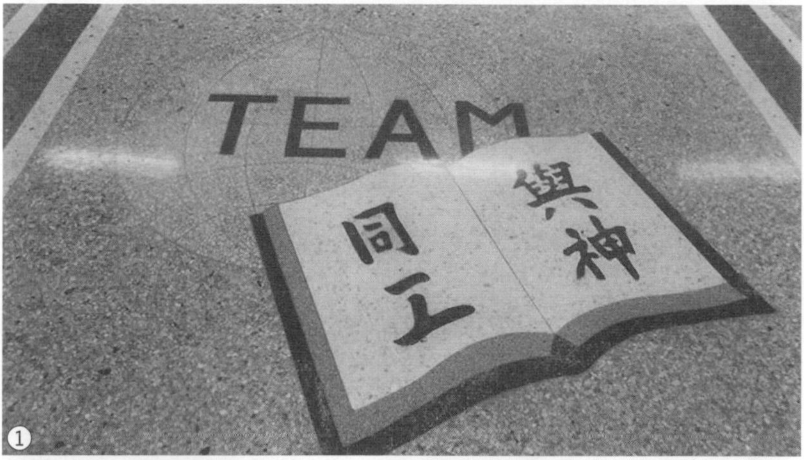

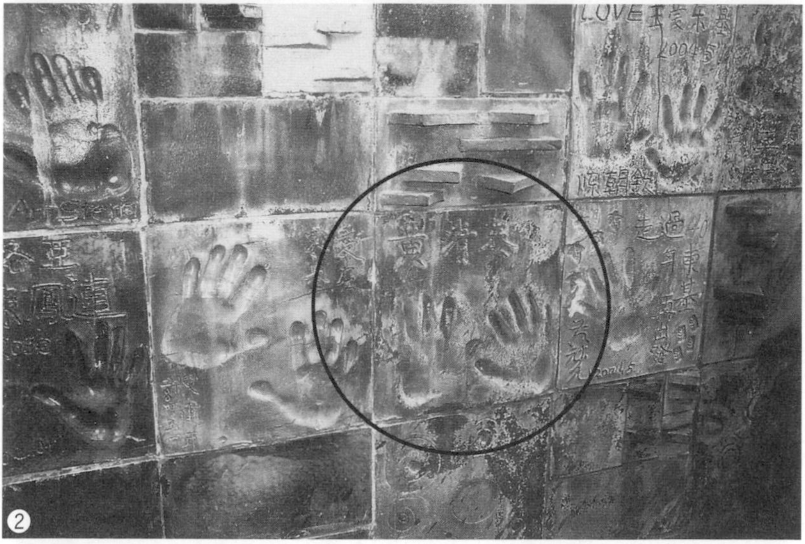

①協同會臺東基督教醫院精神標誌

②留下手印見證東基歷史時刻，這一塊陶版是筆者留下的手印。

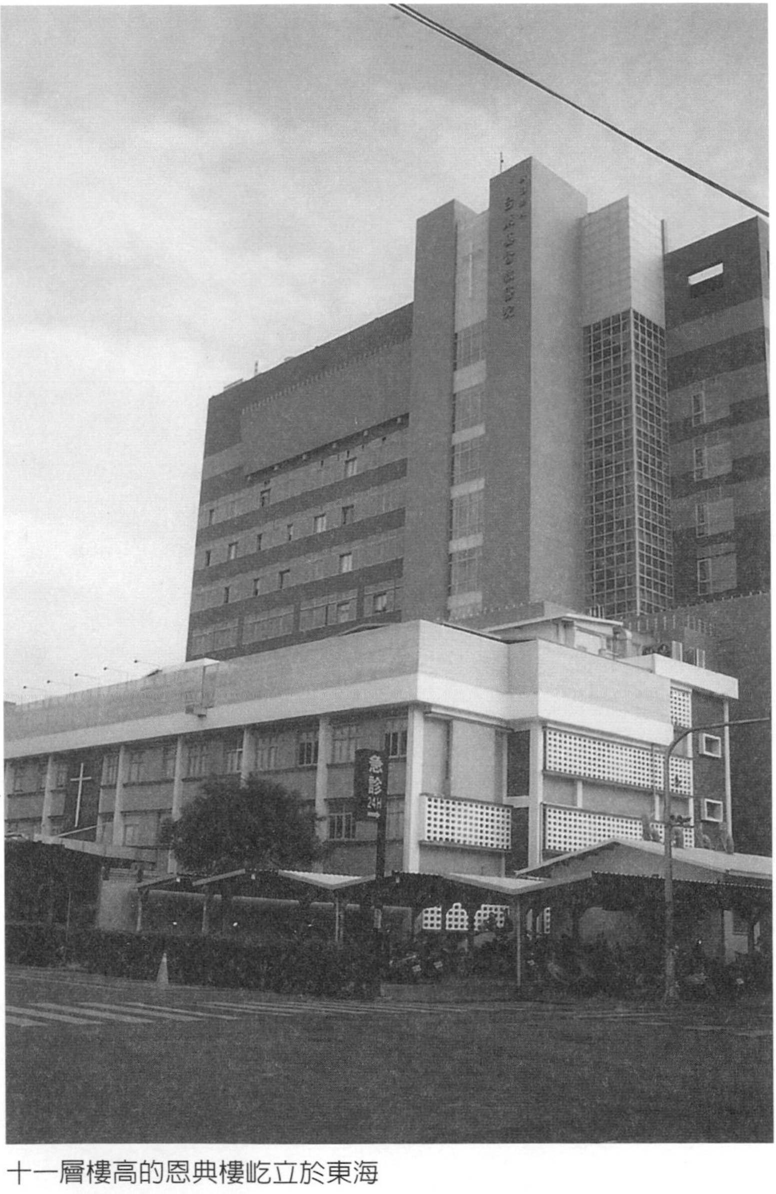

十一層樓高的恩典樓屹立於東海

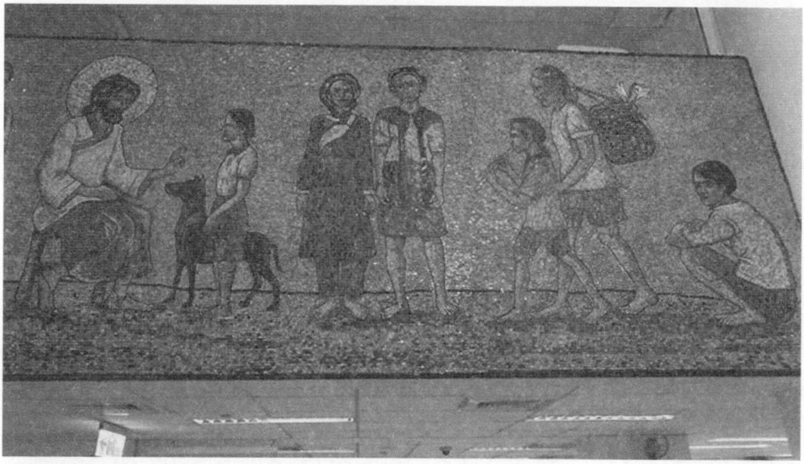

陳景容教授的傑作，在慈愛樓一樓大廳的《耶穌的祝福》大型馬賽克鑲嵌壁畫。

東基的宣教士們在院慶前一週，陸續自美國回來工作多年的東基。當然譚維義伉儷是主角，他的同僚德樂詩教士、耿喜音教士、龍樂德夫婦、傅先生（Jack Fenstra）夫婦等，所有服事過東基的人都回來了。他們藉此良機舊地重遊，相聚敘舊，其樂融融。驚嘆才離別幾年，臺東變得幾乎使他們迷了路。看到美侖美奐的慈愛、恩典兩大樓矗立臺東，大家同聲讚美主。

臺東名陶藝家李永明老師特別為東基準備數百塊板狀黏土，給與會貴賓簽名並留下手印，見證這歷史性的時刻。他把它燒成陶版一塊一塊地砌成別出心裁的紀念景觀牆。

又有一位國際知名的藝術大師陳景容教授，在慈愛樓一樓大廳完成取名爲《耶穌的祝福》大型馬賽克鑲嵌壁畫，做爲慶祝臺東基督教醫院邁入新紀元的獻禮。這一天，大家高唱《耶和華祝福滿滿》詩歌祝福東基。

後記

有一天，潘忠明弟兄來電邀我參加「一砂鷗」週年紀念音樂會，並得知蘇輔道前院長在復活節前夕，曾經來臺東，我錯失機會沒能與他見面，深感遺憾。記得有一天我在杉原海邊散步，那時天色已暗，突然風起雲湧，雷電交加。我遠遠看到兩個人不畏風吹雨打，在天昏地暗下依然坐在沙灘上。我要急速回到杉原小屋避避風雨，但我耽心這兩個人是否會想不開？我向他們走近時，看到其中一人的背影似蘇醫師。是！果然是他，他與師母兩人，於是我迴避了。

我想，就要啓程回國的他，絕沒有閒情逸致來觀海聽濤吧。他一定爲離別感傷，悵然無助。當外國宣教士們都興高采烈回來，慶祝東基四十週年慶暨大樓啓用感恩禮拜時，蘇醫師夫婦竟然沒有回來，我的心突然沉重起來。祕書劉優美小姐告訴我，他回國後在美國北卡一個「無醫村」的鄉下行醫不克分身，但是這個理由沒有化解我心中的不安。劉小姐又說：「他大概沒有錢回來吧！」

東基同仁在蘇醫師的生活費沒有著落時，會把錢偷偷塞進他的口袋，並說：「這是給你兒子繳學費的紅包。」強迫他收下，因爲他堅持不支領東基薪水。

與蘇醫師私交甚篤的林哲次校長曾經感慨地說：「蘇醫師回國時沒有錢買機票，我資助他回國的機票與旅費，並代清賒欠的英文報費。」

天啊！醫師是人人羨慕的職業，社會地位崇高，有豐厚的收入，懸壺濟世幾年下來不家財萬貫才怪！然而蘇醫師在東基擔任幾十年的醫師，竟然連回國的錢都沒有，這是多麼的諷刺！

蘇醫師整天在開刀房爲病患手術，他爲基督的緣故放棄世俗的榮華富貴，把他的一生奉獻給東基了。當東基最艱困時他接掌東基，東基沒有爲他張燈結綵舉行任何慶賀儀式；當他回國時，也沒有爲他舉行歡送會。我後悔沒盡本分照顧蘇醫師一家而深感愧疚。我想，蘇醫師對東基一定很失望吧！

我默默地懇求上帝赦免並眷顧他的家庭，紀念他在東基所做的一切。

二〇〇七年二月的某日，我在東基電梯口巧遇李明福院牧。他正連署一張要寄給罹患癌症，在加拿大治療的安芳蓮醫師的慰問卡，我也簽了名，祝她早日康復。

四月二日我到錦園村，探視因犯罪案件遭受重傷害成植物人的余姓家屬，及協助一位更生人創業事宜。途中休息時，無意間看到《聯合報》一則東基為安醫師過世舉辦追思禮拜的新聞。

我悼念這位以另類的獨特方式，用她的生命滋潤他人生命，而獲頒二〇〇〇年醫療奉獻獎的安芳蓮（Dr. Florence On）醫師。她像一隻潔白的候鳥，每年秋天飛回加拿大行醫半年，籌足生活費後，春天飛來東基駐診半年。她與蘇醫師都是堅持不領取薪水，完全獻身東基的人。她也曾經加入東基南海海嘯人道醫療團，她在臺灣服務長達廿五年，我們在她身上看到了耶穌的身影。

德蕾莎修女一生在印度加爾各答叫弟大加爾的地方蓋一座「和平之城」，收容貧民窟的痲瘋病患，照顧貧窮的老弱婦孺，於一九七九年獲頒諾貝爾和平獎。她在瑞典奧斯陸（Oslo）領獎時向世人呼籲：

生命就是生命，展開您的微笑，隨時保護生命。

幫助最弱勢的病人、窮人和老人，
保護我們的孩子遠離冷漠的社會，保護生命從出生到死亡。
如果有人無能力，請將他們託付給我們。
我們所做的，僅是海中的一滴水。
如果我們不做，這滴水將永遠淹沒在大海中。
讓我們布施大愛。
在仇恨的地方散布愛心，罪惡的地方散布寬恕，
懷疑的地方散布信心，絕望的地方散布希望，
憂愁的地方散布喜樂。
寧願我去安慰人而非別人安慰我，
寧願我去瞭解人而非別人瞭解我，
寧願我去愛他人而非別人來愛我。
施就是愛！

東基每位宣教士都與德蕾莎修女一樣偉大，因他們具有一顆基督的愛心，

畢生身體力行基督的教訓，盡心盡力透過醫療遍灑愛和希望於人間，是基督徒最完美的榜樣。

一家商業廣告這樣寫著：「以行動實踐，最有說服力。」這句廣告詞我十分有同感。宣教工作何嘗不是如此？以行動實踐基督的愛，最能引領人信奉基督。

早期外國宣教士們憑恃基督愛心，以實際行動，身體力行，實踐《聖經》教訓，在臺灣醫療資源最貧瘠的鄉下開疆闢土，行醫傳教，建學校、辦診所、蓋醫院。現今臺灣各地教會醫療院所，如馬偕、門諾、恆基、屏基，甚至東基，都是在這樣的歷史背景下建造起來的。然而人終究禁不起無情歲月的催逼，宣教士們一一告老還鄉，棒交當地基督徒。為因應醫療政策及度過轉型抉擇的陣痛進程中，上帝喚起祂的忠僕，守護著以祂的名所建立的醫院救贖世人。接續宣教士工作的人，要有堅定之信念與無我無私的宗教家情操，才能本著前人的精神，永續經營與發展。

《聖經》說：「我們既有這許多的見證人，如同雲彩圍著我們，就當放下各樣的重擔，脫去容易纏累我們的罪，存心忍耐，奔那擺在我們前頭的路程，仰望為我們信心創始成終的耶穌；他因擺在面前的喜樂，就輕看羞辱，忍受了十字架的苦難，便坐在神寶座的右邊。」（《希伯來書》十二：一～二）

談起東基的興衰史，有許多談不完的故事可向世人見證上帝，保守篤信基督的人有足夠的力量與智慧奔走信心的道路，眾多的人像雲彩般見證上帝如何引領東基。

宣教士們像競走的運動員，甘願離鄉背井放下足以阻礙上帝已定妥的標竿長跑，他們拋下一切纏絆生活的重擔，以醫療救治無數貧困的人，遍灑希望、和平和愛。

東基在轉型的進程中，是一場信心與毅力的考驗。這般堅持後的轉折，以淚水和禱告，仰望為我們信心創始成終的耶穌，忍受別人的懷疑、嘲笑與輕視。東基東山再起的故事是後山傳奇為人所稱奇，再次見證信主的人事事有奇蹟，處處是恩典的實感。

二〇〇六年十二月十五日，我在財團法人臺東基督教醫院第二屆董事任期屆滿時，曾發表了如下簡單感言：

大家認爲譚院長回國了，醫務一蹶不振，從此東基註定要關門大吉走入歷史。但是，上帝爲人關閉一扇窗，卻也爲人開啓另一扇門。祂體恤譚院長及宣教士們的辛勞，讓他們功成身退告老還鄉，爲東基關閉這一扇窗。上帝卻也派了愛主的醫療同工，爲東基開啓了另一扇門，且使它更加茁壯，確實上帝保佑東基！

我更要大大感恩，東基竟然沒有在庸碌平凡的我手中結束，反而讓我在上帝面前做個無羞愧的工人，看守祂的基業——臺東基督教醫院。

倘若沒有上帝的引領，我會像被廢了武功的武士，做一個無可見證上帝爲我們行大事的基督徒，虛度這一生。

「長夜已盡，但願人間冤獄不再！」蘇友辰律師語重心長，再誓天日表白。

本書收錄12則事件關係人的口述記錄與7則辯護律師團的迴響感言，由本案主要辯護人蘇友辰律師的口述，以及新聞人黃怡信實的整理與撰述，呈現「蘇案」曲折而遲來的正義，直擊與警檢、司法對抗的戰鬥現場。

蘇友辰律師：

蘇案史無前例的逆轉勝，展現了司法浴火重生的契機。為了不使這段與司法不公不義體制生死纏鬥的歷史盡成灰，避免邪惡勢力自編故事以訛傳訛，抹煞所有仁人志士的奉獻，我在文史作家黃怡女士大力協助之下，完成了這部信實的口述歷史。感謝星雲大師、史英教授、蔡墩銘教授、《無彩青春》作者張娟芬女士、【島國殺人紀事】紀錄片製作人蔡崇隆先生為本書作序，使本書宣達的善念益增光彩；此外，義務律師團成員：許文彬、古嘉諄、顧立雄、羅秉成、尤伯祥、葉建廷各大律師接受訪談回顧，與專案助理蕭逸民秘書勉力為文，留下可觀的平反行動協同戰鬥的記錄；而本故事主角蘇建和、劉秉郎、莊林勳的訪談回應，也印證了本書的戲劇性及真實性禁得起檢驗。

黃怡：

《蘇建和案生死簿》是認識蘇案的入門書及方便門。本書或許不完美，卻非常真誠，我們要獻給曾為蘇案盡一絲力氣的每一個人，來簽名請願的，來繞行祈福的，來參加座談的，去看守所慰問的，到法庭旁聽的，發傳單的、寫文章的、演講的……因為你們對真相的關心，使蘇案不僅是個平反的冤案，也成為台灣這一代人驕傲的共同記憶。

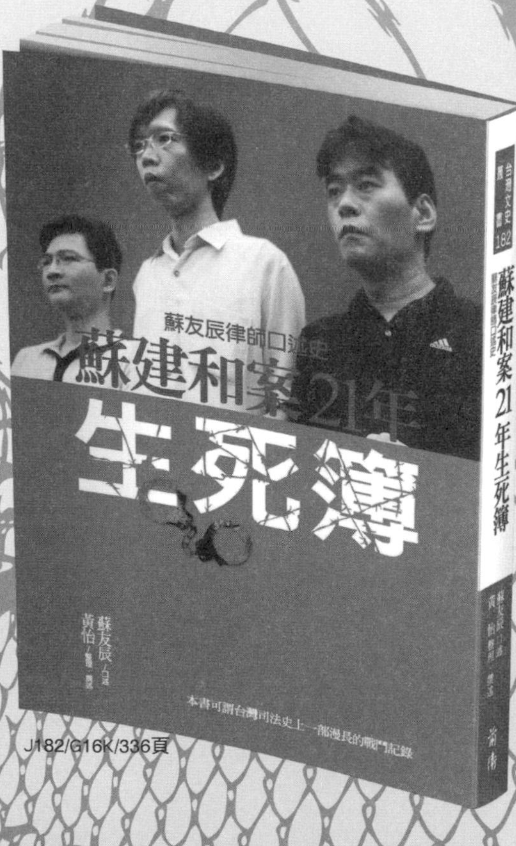

J182/G16K/336頁

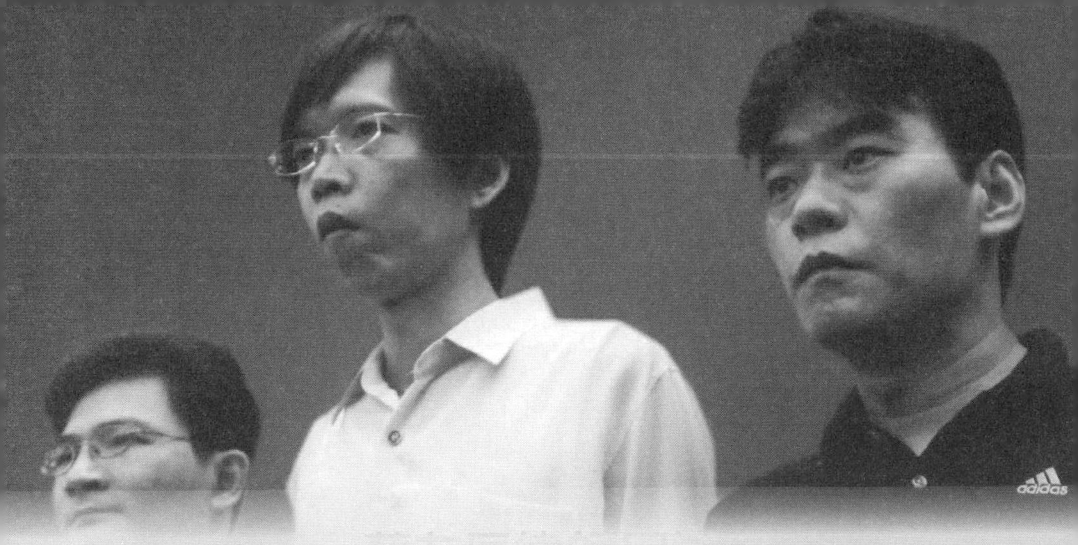

《蘇建和案 21 年生死簿》

～台灣司法冤案經典教材

蘇友辰律師口述　黃怡採訪整理撰述

蘇案是台灣司法死刑誤判的指標案件，若不是背後有一群「正義之士」不斷努力奔走、救援，蘇建和等三人恐怕早已不在人世！

而也正因為有蘇友辰律師等人鍥而不捨地法庭攻防戰，「蘇案」被刑求入罪及一再冤判的黑幕，終於揭露在世人面前。……

一部台灣司法史上最漫長的戰鬥實錄。「無端被誣涉案」的蘇建和、莊林勳、劉秉郎三人四度被判死刑，他們死死生生，生生死死，擺盪煎熬，最後終獲「無罪判決」定讞，前後共歷時21年。

本案案情曲折離奇、錯綜複雜，司法審判本身也存在盤根錯節、牢不可破的「共業」，從法庭攻防戰過程，即可看出台灣刑警「辦案」的慣性惡劣伎倆，檢調「斷案」的輕率潦草，司法官僚「判案」的因循僵固，以及體制法官們拘泥司法威信、死不認錯，「野蠻而墮落」的一面。本書都讓他們原形畢露。

這個纏訟21年，人道、正義、良知與司法頑固勢力對決的案件，最後終於能使蘇案三人從鬼門關前搶救回來，冤屈得以洗清的核心戰鬥工程，除蘇友辰律師背起十字架，自始至終全心投入辯護救援的超艱鉅任務，義務辯護律師團許文彬律師、古嘉諄律師、顧立雄律師、羅秉成律師、尤伯祥律師、葉建廷律師等的強大火力支援，正義良心社會各界掀起一波波平反運動能量，衝決司法黑幕之外，就法界內部層面，本案容有數位極具關鍵性人物，蒼生有命、浮屠觀照，他們的專業良知、道德勇氣，實應大大記上一筆，他們是誰？本書中有細緻真誠的描述。

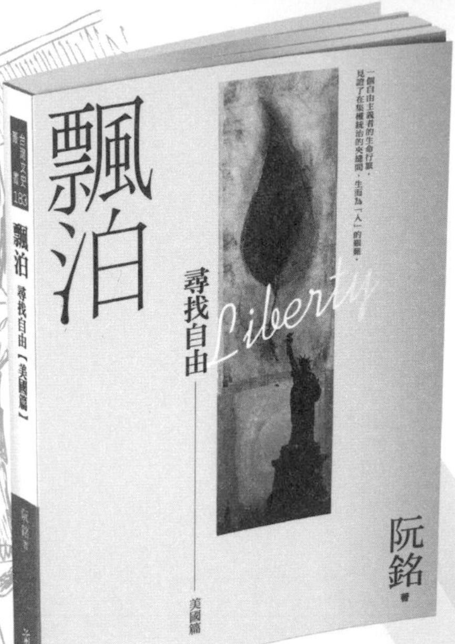

J183/G16K/320頁局彩

推薦序

流亡是一段精彩的新生命的開端 / 余杰

1988年離開中國的時候，阮銘本是想暫時出來透透氣，未曾料到次年發生了「六四」慘案，從此便有家難歸。這本回憶錄集中描述作者在美國的生活，美國的大山大河，在其筆下嫵媚多姿，作者本人的生命狀態亦多姿多彩，所以方能「相看兩不厭」。對於接納無數流亡者，讓他們在此自由地呼吸、自由地思考、自由地言說的美國，作者充滿感激之情；另一方面，作者又並非「惟美是從」，對於從老布希到喬布斯(Steve Jobs)等向中國暗送秋波、「與狼共舞」的美國政商人士，他亦是不是地直言批評。

前言 / 阮銘

在《尋找自由》第一部裡，寫了我在中國尋找自由之夢的破滅：走出蔣介石的地獄，進了毛澤東的地獄；走出毛澤東的地獄，又進了鄧小平的地獄。1988年10月29日，在上海告別妻子若瑛和妹妹顧群，我出了地獄之門。我的生命，三分之二逝去在地獄裡，三分之一飄泊在地獄外。地獄裡的故事已經寫過，在這第二部裡，將寫出我在飄泊中的繼續尋找。

在第二部裡，我到了美國和台灣，只是歷史的觀察者，角色不同，寫法也得改變，除了所見印象的記錄，該有一點觀察中的思考吧？那天講了飄泊歲月中，我在思考什麼？第一是尋找自由之路有沒有盡頭？第二是尋找自由會不會得而復失？第三是尋找自由的秘密在哪裡？這也該是《尋找自由》第二部的主題吧？

【編按】阮銘回憶錄第三部(台灣篇)正著筆撰寫中，讀者敬請期待。

推薦人

楊憲宏(台灣關懷中國人權聯盟創會理事長)
余杰(《劉曉波傳》作者、中國異議作家)
王丹(「六四事件」學生領袖、中國民運人士)
吳介民(中央研究院社會學研究所副研究員)
李筱峰(台灣政治史學者、政治評論家，國立台北教育大學台灣文化研究所教授)

當我在淩亂的夢境中醒來時，
飛機已在紐約港上空盤旋，
依稀可以望見屹立在陽光下的自由女神像。
今日重逢，心中卻是自由之夢再度破滅後的一片迷茫……

阮銘回憶錄第二部

《飄泊：尋找自由（美國篇）》

阮銘 政治學者、政治評論家

1931年出生於中國上海。1946年加入中國共產黨，從事上海市學生民主運動。先後擔任燕京大學、清華大學青年團委員書記，前往清華大學之前，初次見到當時剛轉任青年團中央書記的胡耀邦。

1958年調任《北京日報》社政法文教部副主任，翌年調任理論部主任，1961年，再調至中共意識形態中心——「中央宣傳部」，並於陶鑄任部長時擔任調查研究室主任，卻在中央文革小組鬥爭陶鑄的過程中受波及。

1977年，受胡耀邦(時任中共中央黨校常務副校長，後為中國共產黨最高領導人之一)之邀，至中共中央黨校擔任學術委員會委員及理論研究室副主任，多次於重大會議提出改革意見而不見容於胡喬木、鄧力群等人，在王震擔任中央黨校校長時被開除黨籍。胡耀邦不久後亦遭到保守派與既得利益者的批鬥，失勢下台。

1988年，經推薦前往哥倫比亞大學擔任魯斯訪問學者(Luce Fellow)。之後輾轉於密西根大學、哈佛大學、普林斯頓大學訪問研究。1997年應聘來台灣淡江大學執教，並於2002年取得台灣國籍，在前總統陳水扁任內，被聘總統府國策顧問(2004年至2006年間)。

著有《歷史轉折點上的胡耀邦》、《鄧小平帝國》、《中共人物論》、《兩岸統一百年大計》、《透視總書記》、《民主在台灣》、《民主台灣 vs.共產中國》、《去恐懼，開創台灣歷史新時代！》、《兩個台灣的命運——認同TAIWAN vs.認同CHINA》、《從寧靜革命到寧靜建國》、《歷史的錯誤——台美中關係探源》、《我看台灣與台灣人》、《鄧小平帝國30年》，編著《台灣青年． 看未來》等書。

國家圖書館出版品預行編目資料

東基向前行：看守神的產業／黃清泰著.
--初版.--臺北市：前衛，2014.08
192面；15×21公分

ISBN 978-957-801-746-7(平裝)

1. 臺東基督教醫院

419.333　　103011347

東基向前行

著　　者　黃清泰
責任編輯　陳淑燕
美術編輯　宸遠彩藝
出 版 者　前衛出版社
10468 臺北市中山區農安街153號4F之3
Tel：02-25865708　Fax：02-25863758
郵撥帳號：05625551
e-mail：a4791@ms15.hinet.net
http://www.avanguard.com.tw
出版總監　林文欽
法律顧問　南國春秋法律事務所林峰正律師
總 經 銷　紅螞蟻圖書有限公司
臺北市內湖舊宗路二段121巷19號
Tel：02-27953656　Fax：02-27954100
出版日期　2014年8月初版一刷

定　　價　新臺幣250元

Printed in Taiwan　ISBN 978-957-801-746-7